LA

PYÉLOGRAPHIE

LA PYÉLOGRAPHIE

PAR

E. PAPIN

ANCIEN CHEF DE CLINIQUE DE L'HÔPITAL NECKER
CHIRURGIEN-ADJOINT DE L'HÔPITAL SAINT-JOSEPH

83 FIGURES

A. MALOINE ET FILS, ÉDITEURS
27, RUE DE L'ÉCOLE-DE-MÉDECINE, 27
PARIS, 1921

Ce travail n'est que le développement de mon rapport au Congrès international d'urologie. Un texte plus étendu et surtout des figures plus nombreuses permettront mieux à ceux que la méthode intéresse d'étudier sa technique et ses résultats.

La très grande majorité de ces pyélographies ont été exécutées par moi dans le service du professeur Legueu qui n'a cessé de s'intéresser à mes recherches et de les encourager. La plupart des cas opérés lui appartiennent, les autres ont été opérés par moi soit dans son service, soit à l'hôpital Saint-Joseph. Les radiographies ont été exécutées quelques-unes par Maingot à Laënnec, la plupart par Contremoulins à Necker.

Les dessins d'après radiographies ont été exécutés par Leuba suivant une technique nouvelle et avec un soin que je suis en mesure d'apprécier. Les dessins de pièces sont de moi sauf la figure 72 qui est de Leuba. La figure de technique est de Frantz. Trois dessins histologiques de Constantin ont été préparés par Verliac, d'après des pièces d'expériences faites en commun.

LA PYÉLOGRAPHIE

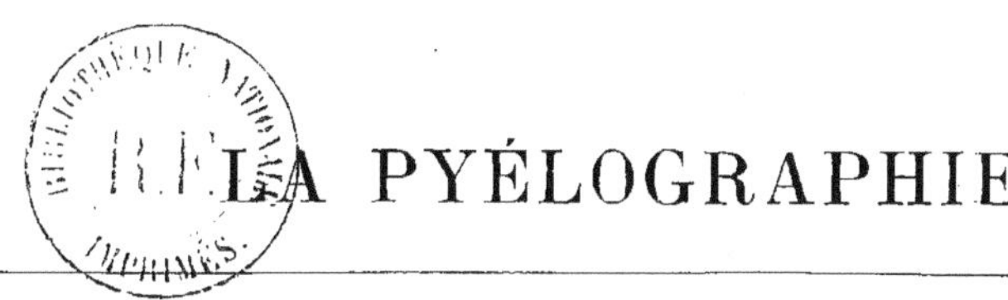

La méthode qui consiste à remplir une cavité naturelle avec une substance opaque ou une substance transparente aux rayons X, en vue d'obtenir le contour d'un organe, n'a pas encore reçu de dénomination générale. Cette méthode présente un intérêt particulièrement remarquable en radiologie urinaire. On l'appelle pyélographie ou urétéro-pyélographie lorsqu'il s'agit du rein et de l'uretère, cystoradiographie lorsqu'il s'agit de la vessie ; il faudrait dire de même urétro-radiographie pour l'urètre et spermatocystographie pour les vésicules séminales.

Nous n'avons à envisager ici que la pyélographie, mais il faut de toute nécessité joindre l'étude de l'uretère à celle du bassinet et en réalité le titre exact de ce travail devrait être : l'urétéro-pyélographie.

Il est curieux d'avoir à constater que de toutes les parties des voies urinaires c'est celle qui présentait le plus de difficultés à l'étude qui a été la première soumise à des tentatives de ce genre. La pyélographie a précédé la cystoradiographie et les autres explorations analogues dans l'appareil génito-urinaire.

L'idée de fixer le trajet de l'uretère par un repère opaque est déjà ancienne. Dans la seconde édition du *Traité de chirurgie* de Duplay et Reclus, Tuffier figure un uretère dans lequel une sonde garnie d'un mandrin métallique donne à la radiographie le trajet du conduit (1889). Malheureusement Tuffier ne donne pas de détails sur cette exploration. Schmidt et Kolischer en 1901, Lœwenhardht la même année et von Illyès en 1902, emploient les deux premiers des mandrins de plomb et le troisième des mandrins d'argent.

Le système des mandrins fut bientôt abandonné pour les sondes opaques. En 1906, R. Gœbell propose l'emploi de sondes rendues opaques par un mélange de cinabre. Depuis, le même auteur a fait faire des sondes opaques au bismuth. En France, on utilisa surtout les sondes opaques de Fournier fabriquées par Eynard et contenant de la limaille de plomb, ou celles de Gaillard à base de litharge. On a également fabriqué des sondes métalliques formées d'un fil de métal très fin enroulé en spirale. Enfin, Pasteau a apporté un perfectionnement remarquable à la méthode en faisant construire des sondes graduées dont chaque centimètre est alternativement transparent ou opaque aux rayons X.

Ces sondes apportaient au diagnostic un complément fort intéressant : par exemple pour déterminer si une tache répondait ou non à un calcul urétéral ou pour fixer la situation des reins. On arriva même à diagnostiquer une hydronéphrose en enroulant une sonde opaque dans la poche rénale.

La pyélographie fut cependant un réel progrès dans l'exploration physique des reins.

C'est en 1906 que Völcker et Lichtenberg firent leur première communication sur cette méthode nouvelle : ils employaient une solution de collargol à 5 p. 100 et pour éviter la douleur faisaient, une heure avant la radiographie, une injection d'un centigramme de morphine.

La même année à l'Association française d'Urologie (10ᵉ session), Franck rapportait ses essais de pyélographie avec injection d'oxygène, à l'imitation d'Hoffa pour les cavités articulaires.

En 1908, Albarran et Ertzbischof firent quelques essais (7 cas) de la méthode de Völcker.

En 1909, Lichtenberg, Dietlen, Runge publient un grand nombre de cas de pyélographies exécutées dans le service de Völcker (reins mobiles ou ectopiques, hydronéphroses, pyélites). Hoenisch, Gauss publient de leur côté des cas favorables à la méthode.

En 1910, la pyélographie prend une grande extension. En Amérique, Braasch (de la clinique Mayo) l'emploie systématiquement : il injecte du collargol à 10 ou 15 p. 100 et peut ainsi diagnostiquer de nombreux cas d'hydronéphrose, de pyélite, de tumeurs, tuberculose, calculs du rein, des ectopies et des malformations.

Keyes emploie l'argyrol à 50 p. 100.

La même année, il faut signaler un beau cas de Nemenow et de nouvelles observations de Lichtenberg et Dietlen. Mais voici un nouveau son de cloche. A ceux qui regardaient la pyélographie avec méfiance et la considéraient *a priori* comme dangereuse Rössle apporte un cas de mort. Nous y reviendrons plus loin :

Cependant, en 1911, Braasch apporte l'énorme contribution à la méthode de 500 cas personnels. Il considère la pyélographie comme une recherche du plus haut intérêt.

Oehlecker (clinique de Kümmell), Necker et Paschkis, Lichtenberg et Dietlen (pyélographies à l'oxygène), Frysmaw, Key se sont servis de la pyélographie avec beaucoup de succès. Bruce, Hock et Porgès ont également employé la méthode suivant la technique de Völcker. Seul Zachrison rapporte encore un accident non mortel d'ailleurs.

En 1912, Blum part en guerre contre la pyélographie et ramassant contre elle tous les arguments de ses détracteurs la juge dangereuse et inutile.

Paschkis et Necker s'opposent absolument aux conclusions de Blum.

De nouveaux adeptes sont gagnés cependant à la pyélographie, Nogier et Reynard, et surtout Walker, Furniss, Penchirkine (dans le service de Fedoroff), Price, Kidd (de Londres) avec quelques modifications ont obtenu des résultats fort intéressants.

En France, en dehors de quelques cas isolés publiés, c'est surtout Legueu et Papin qui ont donné un grand développement à la pyélographie ; dans un article des *Archives urologiques*, dans leur *Traité de l'exploration radiographique de l'appareil urinaire*, dans le *Manuel de Cystoscopie* de Papin, dans différentes notes et communications, ils ont mis en évidence les avantages de la méthode, montré ses dangers, d'ailleurs très faibles, et la manière de les éviter.

Il n'est plus possible, dans ces dernières années, de citer toutes les publications auxquelles la pyélographie a donné lieu.

Née il y a 15 ans, cette méthode a trouvé des adeptes dans son pays d'origine d'abord, puis en Amérique où elle a été singulièrement perfectionnée. Dans divers pays la pyélographie a suscité des recherches isolées. Il faut reconnaître qu'en France la méthode n'a pas été employée de façon systématique, en dehors de nous.

Depuis l'année 1911, j'ai commencé à appliquer la pyélographie de façon suivie à tous les cas de pathologie rénale où elle me semblait pouvoir apporter un appoint intéressant au diagnostic. A l'hôpital Laënnec d'abord, avec le concours du Dr Maingot, à l'hôpital Necker ensuite, avec la collaboration de M. Contremoulins, j'ai pu réunir une collection de plus de 700 pyélographies exécutées par moi avec observation des malades avant, pendant et après. Il m'a été possible dans un grand nombre de cas de préciser, d'affirmer ou de rejeter les diagnostics cliniques, de poser des indications thérapeutiques importantes, d'éviter des interventions inutiles. La méthode me paraît d'un si grand intérêt pour la pathologie rénale qu'il faut de toute nécessité qu'elle soit pratiquée systématiquement dans un service d'urologie. N'ayant jamais eu d'accident à proprement parler (sauf les petits infarctus collargoliques dus à l'emploi de la seringue aujourd'hui rejetée), je puis affirmer qu'avec la technique que je suis actuellement cette exploration n'est guère plus douloureuse qu'un banal cathétérisme des uretères, et pas plus dangereuse.

L'historique que nous venons de faire n'a pas d'autre but que de montrer l'importance acquise par la pyélographie depuis 1906 principalement à l'étranger. Elle est peu pratiquée en France et c'est seulement à l'hôpital Necker qu'elle est employée d'une façon systématique. Je possède actuellement une collection de plus de 700 pyélographies. Je n'ai jamais observé ce qui peut s'appeler un accident, tout au plus quelques douleurs dans les jours qui suivent. Quant à l'utilité de la méthode elle est considérable : il est risible de voir critiquer une technique qui accroît de telle façon nos moyens de diagnostic par des gens qui ne l'ont même pas employée. C'est en faisant moi-même toutes les explorations, en modifiant peu à peu la technique, en observant les suites de l'opération que j'ai pu arriver à faire des pyélographies peu ou pas douloureuses dans la plupart des cas. Je désire apporter aux urologistes et aux médecins le résultat de mon expérience, et j'envisagerai successivement :

1º La technique ;

2º Les accidents possibles et la manière de les éviter ainsi que les expériences faites à ce propos ;

3º Les résultats.

1º **Technique.** — Nous devons étudier :

a) Le liquide à injecter ;

b) La sonde à employer ;

c) La manière de faire le cathétérisme ;

d) La manière de faire l'injection.

Je laisse de côté toutes les considérations sur la technique radiographique proprement dite ; je veux seulement indiquer ici que pour l'étude de l'urétéro-pyélographie simple ou double il faut avoir une radiographie totale de l'appareil urinaire, bien supérieure en intérêt aux épreuves localisées ; c'est ainsi que j'ai toujours procédé pour ce genre de recherches soit avec M. le Dr Maingot, soit avec M. Contremoulins.

a) *Le liquide à injecter.* — C'est le *collargol* qui a été tout d'abord proposé par Völcker en 1906, c'est cette substance qui a été la plus employée et c'est celle dont nous nous servons de façon habituelle.

Mais la dose indiquée au début par Völcker de 5 p. 100 est souvent trop faible ; certains auteurs sont même descendus au-dessous et ont employé du collargol à 2 ou 3 p. 100.

En revanche les Américains ont employé des doses considérables : Braasch de 10 à 20 p. 100, Price 12 p. 100, Furniss 5 à 25 p. 100, Jaches et Piernis 40 à 50 p. 100, Uhle. Pfahler, Renney et Miller 50 p. 100.

Ces chiffres considérables m'ont longtemps étonné, mais j'ai fait récemment une constatation qui peut en partie les expliquer : de 1911 à la fin de 1919 j'ai toujours employé le collargol à 10 p. 100 avec des résultats excellents, mais au début de l'année 1920 j'ai été fort étonné d'avoir toute une série de pyélographies où les ombres étaient à peine visibles et m'étant informé j'appris qu'il s'agissait d'un collargol nouveau. Grâce à l'obligeance de M. Hérissey, pharmacien de l'hôpital Necker, je pus retrouver un échantillon de l'ancien collargol : la différence n'était pas douteuse, des épreuves faites comparativement le démontrèrent et il me fallut employer 20 p. 100 de ce nouveau collargol. Des chimistes compétents interrogés à ce sujet ne furent pas étonnés de cette grande différence au point de vue radiographique de deux collargols à la même concentration.

Je conseille, pour les petites poches pyéliques et pour les uretères, le collargol à 20 p. 100 et, pour les grosses hydronéphroses, le collargol à 10 p. 100 qui est suffisant.

Il faut ne pas oublier qu'à ces doses le collargol n'est qu'un mélange. Jusqu'à la dose de 4 à 5 p. 100 environ le collargol reste en suspension sous forme de particules très fines ou micelles. Au-dessus de 5 p. 100 le collargol n'est plus qu'à l'état de mélange qui se dépose rapidement : il est donc nécessaire avant de s'en servir d'agiter fortement le flacon.

D'autres sels d'argent ont été employés également, d'abord l'argyrol. Keyes l'a injecté à la dose énorme de 50 p. 100. Furniss l'emploie à 10 à 50 p. 100. Il semble que l'argyrol n'ait pas d'avantage sur le collargol, au contraire, puisque

Furniss emploie une dose double d'argyrol (10 à 50 argyrol au lieu de 5 à 25 collargol). Son emploi s'est donc peu répandu.

Une autre substance a été préconisée surtout par Kelly, c'est l'iodure d'argent ; il a d'après cet auteur les avantages suivants.

1º Il est assez opaque pour donner une ombre même, si on l'emploie en petite quantité.

2º Il n'est pas toxique, il n'est pas irritant ;

3º Il ne tache pas ;

4º Il est antiseptique ;

5º Il est facile à doser ;

6º Il est moins cher que le collargol.

L'iodure d'argent est insoluble dans l'eau, il est nécessaire de le maintenir en suspension : le meilleur véhicule est le mucilage de graine de coing. Il faut que l'émulsion soit très soigneusement préparée.

On a proposé d'ajouter à la préparation un excès d'iodure d'argent et de reprécipiter par l'eau, ce qui donnerait une émulsion à grains plus fins, mais Kelly n'estime pas que cette manipulation soit nécessaire.

L'iodure d'argent donne déjà à 5 p. 100 une ombre très suffisante du bassinet; avec 10 p. 100 on a une ombre très noire du bassinet et des uretères.

J'ai essayé l'iodure d'argent suivant les indications de Kelly, mais les préparations qu'on m'a fournies ne m'ont pas donné satisfaction : il s'y formait des grumeaux qui obturaient la sonde urétérale. L'inconvénient de cette méthode, qui présente bien des avantages, paraît être la difficulté de la préparation.

Prœtorius a plus récemment proposé sous le nom de pyelon une autre préparation d'iodure d'argent : ce corps existe sous la forme colloïdale, mais une fois desséché il ne peut plus reprendre sa forme colloïdale. C'est un colloïde irréversible. Sous sa forme colloïdale, qui est un « hydrosol » pur, l'iodure d'argent ne peut être employé que sous une faible concentration; on peut cependant atteindre 4 à 5 p. 100, ce qui est suffisant. C'est une substance d'un jaune clair qui peut traverser les canules et les sondes les plus fines et qui se conserve très bien même à la lumière. Les pyélographies ainsi obtenues seraient au moins aussi belles que celles qu'on obtient avec le collargol.

D'autres substances ont été utilisées en dehors des sels d'argent. C'est d'abord le bismuth sous forme de sous-nitrate ou de carbonate. Le poids atomique élevé du bismuth (208 au lieu de 108 pour l'argent) est évidemment en faveur de cet élément qui d'ailleurs n'est pas toxique, mais il présente un gros inconvénient; c'est que ces sels ne sont pas solubles et tiennent très mal en suspension. Je n'ai jamais voulu employer le bismuth pour l'injection des reins et j'ai toujours limité son emploi à la cystoradiographie où il donne d'excellents résultats.

Le baryum (poids atomique 137) est aussi un agent commode pour la cystoradiographie ; il présente les mêmes inconvénients que les sels de bismuth. William (de Newcastle) emploie le sulfate de baryum en suspension dans 10 parties d'huile.

On a préparé des émulsions stables de bismuth et de baryum destinées surtout à la radiologie gastro-intestinale : ces substances seraient certainement intéressantes à expérimenter dans les affections des voies urinaires.

Beaucoup plus intéressant serait pour nous le thorium dont l'énorme poids atomique (232) fait présager un excellent usage en radiographie.

Les quelques essais personnels auxquels nous nous sommes livrés jusqu'ici ne nous ont pas donné satisfaction mais pour des raisons tout à fait contingentes et nous avons l'intention de reprendre cette technique.

Voici, pour ceux qui voudraient l'essayer, les données utiles pour la préparation de ce produit.

Le thorium s'emploie surtout sous forme de nitrate de thorium en solution neutre avec adjonction de nitrate de soude.

Pour obtenir 100 centimètres cubes du produit faire dissoudre dans la plus petite quantité possible d'eau distillée 10 grammes de nitrate de thorium. Chauffer au bain-marie et ajouter peu à peu, en agitant, 30 centimètres cubes d'une solution de nitrate de soude à 30 p. 100. Il se forme, au cours de cette addition, des précipités qui se dissolvent entièrement en fin de compte. Neutraliser à saturation par addition de soude et compléter à 100 centimètres cubes par eau distillée.

La préparation ci-dessus a le gros avantage sur le collargol, qu'elle est transparente à la lumière et ne tache pas. Elle serait aussi moins nocive pour le rein d'après les expérimentateurs.

Je répète que les essais que j'ai faits jusqu'ici ne m'ont pas donné des résultats aussi bons que je l'espérais et que je m'en étais tenu à l'usage du collargol.

Des recherches nouvelles et des accidents récents (Braasch) ayant montré la toxicité du thorium, j'ai utilisé, en me basant sur les recherches comparées de Weld, le bromure de sodium. J'ai déjà indiqué la technique que je suis au dernier Congrès français d'Urologie.

La solution que j'emploie est la suivante :

Bromure de sodium.	300 grammes
Eau distillée.	700 centimètres cubes
Oxycyanure de mercure	$0^{gr},01$

La solution de bromure n'est pas antiseptique, c'est pourquoi j'ai ajouté une petite quantité d'oxycyanure de mercure, la stérilisation de la solution ne me paraissant pas suffisante.

J'en ai toujours obtenu les meilleurs résultats.

Le bromure de sodium présente de nombreux avantages. Il est bon marché, la solution est limpide et ne tache pas, enfin et surtout il n'est pas toxique ainsi que nous le montrerons plus loin.

Depuis plus d'un an j'utilise cette solution qui donne des résultats aussi parfaits que le collargol à 10 ou 15 p. 100.

Il y a avantage à employer un cristalloïde tel que le bromure de sodium, extrêmement soluble, au lieu d'un colloïde tel que le collargol ou l'iodure d'argent colloïdal.

Si l'on admet que l'imbibition du parenchyme rénal est presque certaine même avec une faible pression, il est bien préférable qu'un cristalloïde très soluble ait remonté dans les tubes urinaires où il sera dilué et facilement expulsé avec l'urine plutôt qu'un colloïde dont les micelles insolubles resteront incluses dans le rein.

Pour toutes ces raisons le bromure de sodium me paraît très supérieur au collargol que j'ai complètement abandonné.

J'ai laissé de côté les injections d'oxygène dans le bassinet : je ne connais pas encore la méthode, ne l'ayant pas utilisée, mais je pense qu'elle a ses avantages et ses inconvénients. La possibilité de bien mesurer la quantité d'oxygène injectée en ferait une méthode intéressante, aucune substance toxique ne pouvant pénétrer dans le parenchyme rénal. J'ai fait la cystoradiographie en injectant de l'air, les résultats obtenus ne sont certainement pas aussi nets qu'avec les substances opaques.

En résumé, la méthode la plus employée jusqu'ici c'est la pyélographie au collargol à 10-20 p. 100, 10 en cas de grosse poche probable, 20 dans les autres cas. Je préfère de beaucoup le bromure de sodium dont j'ai montré tous les avantages.

b) *La sonde à employer.* — Ici deux points à élucider : le calibre de la sonde, l'opacité de la sonde.

On a parfois conseillé d'employer une sonde de gros calibre, du plus gros calibre possible, c'est une grave erreur ; il faut au contraire une sonde de petit calibre, il la faut d'un calibre tel que le liquide puisse facilement redescendre le long de la sonde dans la vessie : on évitera ainsi toute hyperpression brusque dans le bassinet. Le calibre 12 est celui que nous employons habituellement, mais il faut tenir compte du calibre de l'uretère ; quand on a affaire à un gros uretère atone, on peut mettre une sonde plus grosse, 13 ou 14, et le reflux est encore facile.

On a proposé de placer deux sondes dans l'uretère, l'une servant à l'injection et l'autre au reflux du liquide : c'est tout à fait inutile et cela complique l'opération.

Reste la question de la sonde opaque : il faut toujours employer en principe une sonde opaque ; parce qu'on pourra savoir à quel niveau elle se trouve, et si elle a buté contre un obstacle, un calcul, un rétrécissement, une coudure ; la sonde simple ne permet pas de l'affirmer. Il faut de préférence employer la sonde opaque de Pasteau graduée en centimètres alternativement clairs et opaques ; elle permet de savoir à quelle distance du méat urétéral se trouve l'extrémité de la sonde, et par conséquent de repérer l'orifice urétéral sur l'épreuve radiographique.

En général c'est la sonde à bout en sifflet qui est utilisée, j'ai dû rarement me servir de la sonde à bout effilé en bougie.

c) *La technique du cathétérisme urétéral.* — Il n'y a rien de particulier dans la manière de faire le cathétérisme urétéral.

Dans la majorité des cas une sonde est introduite dans un seul uretère, une sonde vésicale est toujours placée dans la vessie pour constater le reflux.

Parfois il y a intérêt à cathétériser les deux uretères.

Dans les cas d'anomalies urétérales on sera guidé par la nature de l'anomalie ; dans le cas d'uretère double on fera le cathétérisme de chaque uretère : parfois il y a intérêt à pyélographier le côté opposé, on a ainsi 3 sondes urétérales. Enfin, la duplicité pouvant être bilatérale on aura 4 sondes urétérales pour remplir les 4 bassinets. Je n'ai pas encore eu l'occasion de trouver cette anomalie sur le vivant, mais d'autres auteurs ont rencontré cette anomalie et ont pu en faire le pyélogramme.

Parfois, un uretère débouchant dans l'urètre, ce n'est plus avec le cystoscope qu'on peut le cathétériser, mais avec l'urétroscope : cela m'est arrivé 2 fois.

Jusqu'où faut-il pousser la sonde urétérale ? En général jusque dans le bassinet si c'est possible. Il y a gros intérêt à cela dans les petites dilatations pour pouvoir ensuite évacuer la cavité. C'est beaucoup moins intéressant pour les grosses hydronéphroses qui ne sont pas douloureuses.

Il arrivera parfois qu'on sera arrêté en route : faut-il renoncer pour cela à l'exploration ? Nullement. On fera l'injection : ou bien elle passera ou bien elle refluera dans la vessie ; si elle passe on ira prudemment et on s'arrêtera à la première douleur, si elle ne passe pas on peut quelquefois réussir en injectant avec une seringue de 10 centimètres cubes un peu d'air qui déplisse l'uretère et fait la voie au liquide. J'ai réussi plusieurs fois à l'aide de ce procédé à remplir des uretères très tortueux, où le liquide ne passait pas d'abord. Il y a des cas où le liquide ne passe pas : c'est une indication ; il y a un obstacle presque infranchissable, rétrécissement ou autre et on voit le collargol retomber dans la vessie. De cela il faut s'assurer car il se pourrait que la sonde urétérale fût simplement bouchée, ce qu'il est facile de vérifier.

Dans certains cas il est utile de maintenir l'extrémité de la sonde dans la partie inférieure de l'uretère : s'il existe un obstacle franchissable d'ailleurs mais qui laisse supposer qu'au-dessus il y a dilatation de l'uretère et du bassinet ; si on veut voir les courbures de l'uretère que la sonde redresse, s'il y a un rein mobile avec coudure possible de l'uretère que la sonde peut aussi corriger en partie, si on soupçonne un uretère bifide, et ceci est possible quand le cathétérisme d'un côté donne alternativement des urines claires et des urines purulentes.

Enfin il y a un petit nombre de cas où le cathétérisme de l'uretère n'est pas nécessaire, ce sont ceux où le liquide vésical reflue dans les uretères et où l'on peut remplir tout l'appareil urinaire par une simple injection vésicale.

d) *La technique de l'injection dans les uretères.* — Cette partie de la technique est extrêmement importante. De la façon dont sera faite l'injection dépend en effet l'innocuité ou la gravité de la pyélographie.

Il a pu y avoir au début des tâtonnements et des erreurs, mais aujourd'hui il n'y a plus de doute sur les règles à suivre.

1º Avec quel appareil faut-il faire l'injection ?

Au début on s'est servi de la seringue et quelques urologistes l'emploient encore : il faut l'abandonner complètement. Il est impossible avec la seringue de mesurer la pression utilisée et cette pression peut être énorme ; c'est ainsi qu'on a eu facilement la pénétration du collargol dans le rein ; mais depuis que j'utilise la simple pression atmosphérique je n'ai jamais eu d'accident appréciable. Un grand nombre de reins ont été enlevés ou incisés ou fixés après pyélographie et nous n'avons plus rencontré cette pénétration du collargol dans le tissu du rein et jusque dans l'atmosphère péri-rénale que nous voyions tout au début.

Tennant ayant eu un accident de pénétration du collargol dans le rein imagina de se servir d'une seringue munie d'un embout en Y dont une des branches est reliée à la sonde urétérale et l'autre à un manomètre.

Mais cette précaution est insuffisante. J'ai moi-même fait construire par la maison Drapier un appareil à injection formé d'une burette de Mohr à élévation réglable et muni aussi d'un manomètre pour surveiller la pression utilisée. Mais j'ai reconnu depuis que c'est là une complication tout à fait inutile et qu'il suffit d'employer une simple burette très peu élevée au-dessus du plan du lit de telle sorte que le bassinet et la burette forment un système de vases communicants.

L'appareil que j'emploie actuellement est donc des plus simples. Sur un pied assez lourd et stable est fixé un tube métallique dans lequel glisse une tige qu'on élève ou abaisse à volonté et qui est munie d'agrafes destinées à porter deux burettes de Mohr de 100 ou 200 centimètres cubes graduées en centimètres cubes. A chaque burette est fixé un tube de caoutchouc de $1^m,50$ à 2 mètres de long qui se termine par un embout spécial qui se fixe solidement sur la sonde urétérale sans pouvoir déraper.

Je place la burette de telle sorte que le niveau du liquide soit à 50 centimètres au-dessus du plan du lit. J'ouvre la burette et la poussette de la canule pour amorcer, jusqu'à ce qu'apparaisse le collargol, je ferme la poussette de la canule et mets celle-ci en place et j'ouvre de nouveau la canule, après avoir déterminé la hauteur exacte du liquide.

Le sujet est prévenu qu'il va souffrir dans la région du rein exploré : aussitôt qu'il annonce la douleur, j'abaisse la burette juste au plan du lit et la radiographie est prise en quelques secondes.

Je ferme la canule et la burette. Je sépare la canule de la sonde urétérale et je laisse le liquide s'écouler hors du bassinet ; on peut à la rigueur recueillir ce collargol et s'en servir de nouveau.

Certains urologistes disent qu'il faut s'arrêter avant la douleur ; mais c'est là chose impossible ; rien ne peut nous indiquer la quantité de liquide à injecter.

Il est de règle qu'une pyélographie doit toujours être précédée d'un cathétérisme urétéral qui aura montré l'existence ou l'absence de rétention dans le bassinet. S'il y a rétention, on évacuera ce liquide avant l'injection, on le recueillera dans un verre gradué pour le mesurer, mais devra-t-on se contenter, comme certains le prétendent, d'injecter la même quantité de liquide dans la vessie ? On serait souvent loin de compte : telle poche qui aura donné 50, 60 centimètres cubes de rétention est capable d'absorber 100, 200 centimètres cubes et parfois plus. Il n'y a donc qu'un critérium c'est la douleur, à moins qu'il ne s'agisse de très grosses poches et alors il n'y a pas de phénomènes douloureux et il suffit d'attendre le reflux du collargol dans la vessie qu'on constatera à l'aide de la sonde vésicale bien mise au point.

Quelques opérateurs attendent, l'œil fixé au cystoscope, que le liquide reflue dans la vessie au méat urétéral. C'est très incommode et tout à fait inutile, la sonde vésicale suffit.

J'attache une telle importance à la douleur que je considère comme une grosse erreur d'en rechercher la suppression.

La réplétion de certaines grosses hydronéphroses se fait sous le contrôle même de la vue ; cela est vrai surtout lorsque le rein est très abaissé, on le voit se remplir et former une voussure et il est possible aussi de vérifier le fait par le palper qui nous montre la poche remplie, lisse et rénitente.

Récemment, une autre méthode de contrôle a été imaginée : c'est la pyélos_copie. W. Manges (de Philadelphie) l'a employée déjà d'une façon régulière et en a tiré un excellent parti. Avec Maingot j'ai pu vérifier sous l'écran la réplétion de gros sacs hydronéphrotiques ; malheureusement, l'installation de l'hôpital Necker ne permettait pas de réaliser ce mode d'exploration. M. Contremoulins a bien voulu à ma demande modifier son appareillage de telle sorte qu'il nous est possible de pratiquer la pyéloscopie avant la radiographie. C'est un progrès important dans la technique. Cependant la pyéloscopie ne saurait remplacer la pyélographie au moins à la période actuelle, et s'il est possible de bien voir un gros sac d'hydronéphrose, un bassinet à peu près normal risque de passer inaperçu : il faut nécessairement faire une pyélographie.

Certains chirurgiens ont été jusqu'à faire l'anesthésie générale, d'autres donnent de la morphine préventivement ; c'est déjà trop. Il suffit, en cas de douleur vive, de se tenir prêt à faire une piqûre de morphine aussitôt. Supprimer la douleur c'est supprimer le seul criterium de la distension du bassinet et c'est ce qui peut conduire aux accidents par hyperpression.

Lorsque la pyélographie est terminée, on laisse s'écouler la majeure partie du liquide introduit, puis on enlève la sonde. Il n'y a besoin de faire aucun lavage. On peut aussi aspirer le liquide contenu dans le bassinet.

Un grand nombre de malades venus à l'hôpital pour y subir cette exploration s'en retournent d'un pied léger, d'autres sont obligés de demeurer quelques instants au repos, parfois il faut faire une injection de morphine.

Lorsqu'on veut faire la pyélographie bilatérale en un temps, quelques précautions sont nécessaires. Les bassinets n'ont pas la même capacité ; lorsque l'un devient douloureux, il faut abaisser la burette correspondante au niveau du plan du lit et attendre que l'autre soit rempli puis l'autre burette est descendue à son tour et l'on fait la pyélographie.

2° Accidents possibles et la manière de les éviter. Expériences sur les animaux.

a) *Phénomènes douloureux.* — Que la pyélographie soit une exploration douloureuse dans un grand nombre de cas il n'y a pas de doute là-dessus, mais je répète que cette douleur est même une nécessité pour éviter des accidents. On déclanche en somme une crise de coliques néphrétiques car je ne pense pas que le mécanisme de la colique néphrétique soit aujourd'hui discuté : c'est le syndrome de la distension du bassinet. C'est à l'urologiste de montrer qu'il a la main légère pour que cette crise soit aussi atténuée que possible.

D'ailleurs toutes ces pyélographies ne sont pas aussi douloureuses, il y en a même qui ne le sont pas du tout et l'on peut établir cette règle : *La douleur pyélique par distension varie en raison inverse du volume du bassinet.*

Ainsi la distension d'un bassinet normal ou presque normal est très douloureuse et il faut arrêter immédiatement la pression ; au contraire les grosses poches peuvent être remplies entièrement sans déterminer la moindre douleur.

Il est intéressant d'observer la réaction douloureuse due à la distension du bassinet, et les phénomènes réflexes qui l'accompagnent.

La douleur a un début très variable : tantôt très brusque dans les bassinets normaux ou peu distendus, tantôt très lent dans les grosses poches. Il est remarquable que la douleur ne cesse pas au moment où on laisse le liquide s'évacuer du bassinet ; bien plus, j'ai vu la douleur commencer seulement à ce moment ou s'exacerber.

Le début de la douleur est presque toujours le même : le malade désigne avec la main une zone située au-dessous des fausses côtes et à peu près dans la ligne axillaire et un peu en avant ; cette zone répond tout à fait à celle qui est indiquée par Mackenzie dans les douleurs d'origine rénale. De là la douleur s'étend en arrière vers l'angle costo-lombaire et en avant descend vers la région para-ombilicale et la fosse iliaque. A la pression on trouve nettement le point costo-lombaire, le point para-ombilical très constant mais qui ne correspond nullement au bassinet, enfin le point iliaque.

Lorsque l'injection n'a pu atteindre le bassinet j'ai remarqué que la zone douloureuse est différente : elle s'étend depuis le flanc jusqu'à l'aine et répond bien également à la zone indiquée par Mackenzie dans les affections de l'uretère.

Les irradiations à la cuisse sont fréquentes, puis vers l'ombilic et vers le côté opposé ; j'ai noté dans de rares cas une irradiation vers le sciatique du même côté.

L'hyperesthésie cutanée au contact ou au pincement de la peau est assez souvent observée.

La contracture de défense localisée au côté douloureux est assez fréquente, mais elle est loin d'être la règle.

2

Les symptômes réflexes observés sont les nausées et les vomissements, les sueurs abondantes, quelquefois la sensation de froid. Je n'ai observé dans aucun cas des modifications du pouls, de la température ou de la respiration, d'une façon immédiate du moins.

Les nausées et les vomissements peuvent manquer ; ils peuvent se déclarer aussitôt après la réplétion du bassinet ou seulement au bout d'un certain temps. Les sueurs sont parfois très abondantes.

L'importance de la crise douloureuse est très variable. A ce point de vue on peut distinguer 3 catégories de cas :

a) La douleur est nulle ou très faible ; elle cesse presque aussitôt, le malade peut partir au bout de quelques instant. Je puis presque dire que c'est la règle dans les hydronéphroses un peu importantes.

b) La douleur est assez marquée et surtout persistante et elle augmente même après que l'examen est terminé et le bassinet évacué ; les malades doivent se reposer pendant quelque temps, il est parfois nécessaire de faire une piqûre de morphine.

c) La douleur est très violente : c'est la grande crise de colique néphrétique qui est déclanchée ; il faut mettre le malade au repos, injecter de la morphine et placer des compresses chaudes sur la région douloureuse, mais il faut bien savoir que ces cas sont l'exception quand on suit les règles que nous avons énoncées plus haut.

Que se passe-t-il les jours suivants ?

Nous avons deux sortes de malades : les uns externes qui s'en vont une fois l'exploration finie, les autres qui demeurent à l'hôpital ; il est plus facile de se rendre compte de l'état de ces derniers. En général, il y a quelques jours d'endolorissement mais c'est une douleur très supportable ; elle n'est certainement pas due au collargol car elle ne varie pas suivant la concentration et elle existe avec le bromure.

Il est remarquable que les grosses collections rénales ne sont pas les plus douloureuses ; au contraire, elles sont en général parfaitement indolores.

Les urines continuent à rester noires, parfois pendant longtemps, surtout s'il s'agit de grosses hydronéphroses dont on n'arrive jamais à bien vider le contenu.

Quant à la fièvre elle existe certainement plus ou moins après chaque pyélographie. Dans tous les cas que nous avons pu suivre après la pyélographie nous avons trouvé une ascension fébrile le plus souvent légère, quelquefois assez marquée. La fièvre monte ordinairement le soir du jour où a été faite l'injection, elle atteint son maximum le lendemain et disparaît le 3ᵉ jour, mais la durée peut être plus longue, 4, 5, 6 jours. L'ascension atteint en général 38°, 38°,5 ; plus rarement elle arrive à 39°. Quelle est la cause de cette fièvre ? traumatisme et infection légère après le cathétérisme ? intoxication par le collargol ? Il faut avouer que nous n'en savons rien, mais notons que tous ces cas examinés à l'hôpital étaient souvent des hydronéphroses, des hydropyonéphroses ou des pyonéphroses vraies. Pour les cas plus légers qui ne séjournent pas à l'hôpital, il nous a été difficile d'établir si oui ou non il y avait de la fièvre.

b) *Pénétration dans le parenchyme rénal.* — Nous arrivons maintenant à l'importante question de la pénétration du collargol dans le tissu rénal et même jusque dans l'atmosphère péri-rénale.

Pour juger de la gravité, de la fréquence de cet accident et de la possibilité de l'éviter nous avons deux sortes de documents :

1º Les observations chez l'homme ;

2º Les expériences chez les animaux.

OBSERVATIONS CHEZ L'HOMME. — Völcker a bien vu au cours de ses opérations que l'atmosphère périrénale est infiltrée souvent par le collargol. Cependant c'est seulement dans les opérations précoces faites 24 heures après la pyélographie qu'il a constaté cette infiltration ; au bout de 48 heures elle a disparu. Ce n'est pas ce que j'ai pu constater ; l'infiltration peut persister beaucoup plus longtemps.

Le premier accident mortel provoqué par la pyélographie a été rapporté par Rössle le 14 décembre 1910 à la Réunion médicale de Munich. Rössle rapporte l'autopsie d'une femme à laquelle 8 jours auparavant on avait injecté du collargol dans le bassinet ; il trouva des hémorrhagies profuses intra-parenchymateuses dans l'estomac, l'intestin, les poumons et dans toutes les cavités du corps. Rössle conclut à une lésion locale du rein ayant provoqué une résorption subite d'une grande quantité de sel d'argent. Il avoue cependant qu'il n'a trouvé dans la littérature aucun autre cas d'intoxication argyrique aiguë par le collargol ; il se base seulement, pour affirmer l'intoxication, sur les signes cliniques observés avant la mort. A l'examen microscopique la muqueuse du bassinet était enflammée et le tissu conjonctif sous-jacent était imprégné de masses d'injection où l'on retrouvait les grains brun noirâtre du collargol jusqu'entre les rayons médullaires. On voyait également que la solution colloïdale d'argent avait pénétré dans les tubes urinaires, et que la main de l'opérateur l'avait refoulée jusque dans les tubes contournés sous la capsule du rein où çà et là quelques tubes avaient éclaté. Le collargol s'était résorbé entre et dans les diverses cellules épithéliales et dans les espaces interstitiels. Par contre, il n'y avait pas trace de collargol dans les capsules des glomérules.

Ce cas de Rössle n'est nullement démonstratif. Cet auteur attribue au collargol des accidents d'intoxication qui n'ont été signalés nulle part. On a fait des injections intra-veineuses massives de collargol sans rien observer de pareil.

Aucune indication n'est donnée sur le mode d'injection et sur la pression exercée. Il est probable qu'il y a eu dans ce cas un excès de pression.

Depuis ce cas initial un certain nombre de morts consécutives à la pyélographie ont été publiées, ce sont les cas de Rosenblatt, Pedersen, Mac Cown, Fedoroff, Smith, Hofmann, Fahr, Simmonds (2 cas), Madelung (Zindel), soit en tout 11 cas.

Parmi ces observations il faut mettre à part les cas de Mac Cown et de Pedersen qui ne donnent aucun renseignement. Dans deux cas, ceux de Rosenblatt et de Fedoroff, la mort s'est produite aussitôt après la pyélographie par une sorte de shock. Dans le cas d'Hoffmann la mort s'est produite par excès de pression dans un sac hydronéphrotique infecté à parois minces qui s'est rompu dans le péritoine.

Dans le cas de Fahr il y a eu une faute grossière. On a employé la narcose à la scopolamine, ce qui supprime le contrôle par la douleur ; d'ailleurs le malade avait une cypho-scoliose marquée et un mauvais cœur.

Dans le cas de Madelung-Zindel on a eu tort de faire deux pyélographies bilatérales à 3 jours d'intervalle chez un sujet scoliotique à bassinet à peine dilaté.

Dans les deux cas de Simmonds il y a eu excès de pression et dans l'un des cas on constata une streptococcémie qui suffit à expliquer la mort. Reste le cas de Smith où le collapsus fut immédiat. Il s'agissait d'un artério-scléreux, et l'on a supposé une irruption brusque du collargol dans la circulation. Que conclure de tout cela ? Que le collargol ne paraît nullement avoir été la cause de mort dans presque tous les cas, qu'il y a toujours faute de technique et que pas une de ces observations n'entraîne la conviction que la pyélographie bien faite puisse être mortelle. On peut d'ailleurs opposer à ces cas isolés les statistiques de ceux qui, comme Braasch et comme nous-même, ont pratiqué des centaines de pyélographies sans accident.

D'autres accidents non mortels plus ou moins graves ont été signalés.

Nous pouvons mettre à part un cas de Seidel dans lequel il y eut rupture du bassinet très dilaté et aminci quelques heures après l'injection ; c'est par rétention consécutive à l'obstruction de l'uretère que se produisit un excès de pression dans le bassinet qui très aminci se rompit.

Les autres accidents consistent en des phénomènes peu graves (douleurs et phénomènes réflexes décrits plus haut) et en pénétration du collargol dans le parenchyme rénal.

Cette pénétration dans le parenchyme et dans l'atmosphère périrénale j'ai été un des premiers à la signaler dans un article publié en 1913. Beaucoup d'autres l'ont également observée. Je signalerai les cas de Jerwell, Key, Troëll, Œhlecker, Schwarzwald, Tennant, Rehn, Casper, Hoffmann, Lower, Mason, Ekehorn, Walker, Zachrisson.

La pénétration peut être visible sur la pyélographie même, comme je l'ai montré et comme d'autres l'ont vu depuis ; mais la plupart du temps c'est au cours de l'opération, ou sur le rein enlevé qu'on peut s'en rendre compte. Au cours de l'opération on peut voir le collargol infiltré dans l'atmosphère périrénale ou péri-urétérale (Papin, Walker, Ekehorn). Sur le rein enlevé on constate la pénétration du collargol soit dans la moelle, à la pointe des papilles, soit dans l'écorce, jusqu'au-dessous de la capsule ; le collargol est en stries isolées ou groupées en forme de coin. On a donné à ces lésions le nom d'infarctus, ce qui n'est pas tout à fait exact, car il n'y a pas obstruction d'un vaisseau.

Ces lésions sont légères ; elles ont été constatées sur des reins enlevés, mais n'ont jamais nécessité l'ablation d'un rein. Observées sur des reins pyélographiés un assez long temps avant l'opération, on a pu se rendre compte qu'elles n'avaient déterminé aucun trouble fonctionnel.

Dans tous les cas signalés il y a eu une faute de technique : dans le cas de Mason la sonde urétérale avait blessé le rein. En général, il ne s'agit que d'un excès de pression. J'ai déjà condamné la seringue pour ces injections : je ne saurais trop y insister. Depuis que j'emploie exclusivement la pression atmosphérique je n'ai plus jamais observé ces accidents.

RECHERCHES EXPÉRIMENTALES. — Ces recherches ont été exécutées surtout avec le collargol. Œhlecker sur des reins de cadavre a vu que le collargol ne pénètre dans le parenchyme que si l'on emploie une trop forte pression. Mais cela ne prouve rien pour le sujet vivant.

Les expériences de Blum sont également sans valeur car elles sont exécutées aussi sur des cadavres ou sur le rein extirpé. L'absence de vitalité des tissus du rein, les lésions cadavériques facilitèrent la rupture des canaux urinaires et l'infiltration du collargol.

Strassmann a fait des recherches sur le lapin. Il injecte dans l'uretère des solutions de collargol de concentration variée et les y laisse plus ou moins longtemps.

Dans ses premières recherches il injectait 1 centimètre cube de solution d'uréthane à 10 p. 100 pour 100 grammes du poids du corps ; chez quelques animaux il employa aussi la narcose à l'éther après laparotomie médiane ; les deux uretères sont liés près de la vessie et avec une canule mousse on y injecte la solution de collargol qui est laissée en place un temps plus ou moins long.

Première expérience. — Rein droit. Injection 2 centimètres cubes collargol à 1 p. 100 pendant 5 minutes. A la coupe rein normal, bassinet non coloré. Rien à l'examen microscopique.

Rein gauche. Injection 2 centimètres cubes collargol à 4 p. 100, pendant 5 minutes. A la coupe le rein n'est pas coloré, mais le bassinet est teint en jaune. Il y a du collargol dans le tissu cellulaire du hile, dans le tissu conjonctif et les espaces lymphatiques autour des tubes collecteurs, mais pas dans les tubes mêmes.

Deuxième expérience. — Éther.

Rein droit. Solution à 1 p. 100 pendant 20'.

Rein gauche. Solution à 1 p. 100 pendant 15'.

Le rein était gros et œdémateux ; l'examen microscopique montre du collargol dans la paroi du bassinet, dans le tissu conjonctif et les espaces lymphatiques autour des tubes mais pas dans les tubes.

Expériences 3 et 4.

Rein droit. 1 centimètre cube de la solution à 1 p. 100 pendant 25'.

Rein gauche. 1 centimètre cube de la solution à 4 p. 100 pendant 25'.

Le bassinet est coloré en noir ; dans le rein infiltration péritubulaire mais non intra-tubulaire.

Dans des expériences suivantes Strassmann laissa le collargol 1 heure, puis 24 heures ; il obtint toujours une infiltration péricanaliculaire, jamais intra-canaliculaire.

Wossidlo dans ses expériences chercha à établir de quelle façon le collargol peut pénétrer dans le parenchyme rénal.

Il fit des expériences sur le lapin injectant pour une capacité de 0^{cm},5 0,5, 1 et 2 centimètres cubes de collargol. Il trouva que le collargol en petite quantité (0,5) pénètre dans les tubes collecteurs, en plus forte quantité il pénètre dans des cavités traumatiques, dans le tissu interstitiel de l'écorce, en suivant les vaisseaux ; avec 2 centimètres cubes les lésions étaient très marquées : desquamation de l'épithélium tubulaire, fusées de collargol dans l'écorce et la moelle autour des vaisseaux ; le tissu cellulaire péripyélique est rempli de collargol, ainsi que le reste de la capsule graisseuse. On trouve des foyers traumatiques plus ou moins volumineux autour des vaisseaux ; les tubuli recti dans la moitié supérieure des pyramides sont dilatés, mais le collargol est surtout épanché dans le tissu interstitiel et dans les petites cavernes. Dans tous ces cas le collargol n'a pas produit de phénomènes inflammatoires.

Dans un cas où Wossidlo laissa le lapin vivant pendant trois jours, le bassinet plein de collargol et l'uretère lié, il trouva autour des foyers collargoliques une abondance de leucocytes polymorphes contenant des grains de collargol ; il est possible que celui-ci se répande secondairement par voie phagocytaire.

Dans une seconde série d'expériences Wossidlo fit le cathétérisme urétéral et chercha à blesser le parenchyme rénal avec la pointe du cathéter. Les résultats furent identiques. Il chercha aussi à blesser le rein par le bassinet à l'aide d'une aiguille. Il obtint ainsi une infiltration du tissu interstitiel le long des vaisseaux jusqu'au niveau des glomérules.

Il expérimenta également sur des reins rendus néphritiques par les sels d'urane ; le collargol ne pénètre que dans le tissu conjonctif et non dans le parenchyme rénal qui est dur et œdémateux et s'oppose à l'injection.

Il expérimenta ensuite sur des reins dont il liait un rameau artériel pour créer des infarctus anémiques. Le collargol pénétra dans le tissu interstitiel et dans quelques tubes mais pas dans les foyers de nécrose.

Dans une autre série d'expériences W. provoqua d'abord une hydronéphrose par ligature incomplète de l'uretère. Dans ces cas le collargol pénétra beaucoup plus largement. Les canalicules urinaires étaient fortement dilatés, avec l'épithélium aplati et disparition de quelques glomérules. Les canaux collecteurs papillaires étaient fusiformes ; le collargol était surtout dans l'intérieur des canaux collecteurs et des tubes urinifères jusque dans la moelle. En même temps, étant donnée la minceur de la paroi, le collargol passe facilement dans le tissu péripyélique. W. n'a jamais vu le collargol traverser tout le parenchyme rénal pour gagner la capsule graisseuse.

En résumé, d'après W., c'est l'excès de distension du bassinet qui permet la pénétration du collargol dans le rein, et, sauf dans le cas d'hydronéphrose, le liquide ne pénètre pas dans les canaux urinaires mais dans le tissu interstitiel.

W. pense que ces recherches sont applicables à l'homme. Rehn (1913) a fait des recherches avec des solutions de collargol et de skiargan sur des reins rendus préalablement malades. L'animal choisi était le lapin : on injectait dans le rein une culture peu virulente de staphylocoques et 2 à 9 jours après, grâce à une petite incision, on injectait le liquide dans l'uretère. Certains animaux furent tués aussitôt, d'autres conservés pendant quelques jours. Rehn a constaté de nombreux infarctus de collargol. Au microscope on trouvait le collargol jusque dans l'écorce soit dans le tissu interstitiel soit dans les canalicules urinaires. Dans l'écorce on trouvait des tubes urinifères pleins de collargol et même des glomérules ; en même temps on observait des processus inflammatoires et la dégénérescence des épithéliums. Aucune différence entre l'injection de collargol ou de skiargan.

Rehn trouva aussi dans quelques cas du collargol dans le foie et dans le poumon, sans doute parvenu là par la voie sanguine.

Dans une autre série d'expériences Rehn détermina d'abord une hydro-néphrose et au bout de 15 jours opéra comme précédemment ; il constata un aspect tout différent : pas de gros amas de collargol mais seulement de petits points et des stries ; le collargol remontait jusque dans l'écorce par les canalicules dilatés, il n'y avait presque pas d'infiltration interstitielle.

Pour faire la preuve de l'importance de l'état pathologique du rein, Rehn fit des injections du bassinet sur des reins sains et ne vit jamais le collargol sortir du bassinet.

Schachnow (1913) a fait des injections directes de collargol dans le parenchyme rénal. L'injection était faite sur le lapin à travers la peau et le rein était enlevé 6, 24, 48 heures, 4, 8 et 17 jours après. Pas de signes cliniques après l'injection. La concentration du collargol variait de 6 à 10 p. 100. A l'autopsie les reins étaient gros et congestionnés avec des infarctus blancs. Ces recherches ont montré surtout la pénétration du collargol dans le tissu interstitiel, dans la graisse du sinus, dans la capsule graisseuse, dans les espaces lymphatiques, mais il y avait aussi du collargol dans les tubes urinaires, les tubes collecteurs, les calices et le bassinet soit par effraction directe soit par résorption. Tantôt les tubes remplis de collargol avaient un épithélium intact et tantôt ils présentaient des lésions : cylindres hyalins, nécrose interstitielle des cellules, nécrose d'une papille. En résumé, le collargol qui, par faute de technique, pénètre dans le parenchyme peut y provoquer des lésions plus ou moins graves.

Eisendrath (1914) a fait des recherches sur le chien. Dans 2 cas il a eu une mort par embolies multiples ; mais il avait injecté une fois 20 centim. cubes et l'autre 30 centimètres cubes de collargol à 10 p. 100 sous 100 millimètres de pression alors que le bassinet du chien tient $2^{cc},5$. A l'autopsie il y avait des lésions considérables. Collargol dans le foie, les poumons, le cœur. Dans les reins le collargol est dans le tissu interstitiel, au voisinage immédiat des vaisseaux dont la lumière n'est séparée que par l'endothélium. L'animal avec 20 centimètres cubes d'injection mourut en 5 minutes et l'autre en 30 minutes.

Mason (1914) a fait des expériences sur le lapin. Il a vu le collargol pénétrer dans l'écorce à travers les tubes droits et les tubes contournés ; en outre, il y avait du collargol dans les glomérules et dans le tissu cellulaire voisin. Dans les reins infectés il se forma des abcès dans les points où s'accumulait le collargol. L'injection du collargol paraît à Mason dangereuse dans les reins infectés et dans les rétentions rénales.

Keyes (1915) arrive à des conclusions intéressantes. Dans une dilatation modérée du bassinet normal par le collargol, pendant une courte durée, il n'y a aucun inconvénient pour le rein sauf une congestion passagère. Mais si la dilatation persiste, le collargol pénètre dans les vaisseaux sanguins et dans les espaces lymphatiques du bassinet sans remonter dans les canaux droits. Cependant on trouve du collargol dans les glomérules et dans les tubes contournés par suite de processus sécrétoires.

A la suite d'une autre série de recherches Keyes arrive aux conclusions suivantes. Par suite de rétention rénale il peut se faire qu'une infiltration secondaire ait lieu après l'injection de collargol. Keyes pense qu'il faut attribuer à cette rétention secondaire la plupart des cas de mort consécutifs à la pyélographie. Il y aurait obstruction de l'uretère produisant la rétention. Le traitement devrait être le drainage du rein ou la néphrotomie. Parfois le collargol passe dans le sang, dans le rein non injecté et dans d'autres tissus.

Fahr (1916) a renouvelé sur le chien l'expérience d'injection forcée de collargol dans le bassinet (3 centimètres cubes). Mort en 2 jours : rein congestionné avec des stries brunes de collargol qui siègent dans les espaces lymphatiques. Cette expérience n'apporte rien de nouveau.

Kidd a fait faire des expériences sur le rein du mouton. Ces expériences furent exécutées sur des reins de mouton aussitôt après la mort. On fit 11 injections avec une pression progressive à partir de 15 millimètres Hg pendant des temps variables. Il a fait également des recherches sur le rein vivant. Il conclut que le collargol peut infiltrer la moelle quelle que soit la pression. C'est une question de temps. Si on veut éviter l'infiltration de la zone corticale il ne faut pas employer une pression de plus de 30 millimètres Hg et pendant moins d'une minute. Il ne faut pas se fier à la douleur. Elle signifie qu'il y a brusque distension du bassinet ou de la capsule, mais elle n'indique pas qu'il y ait infiltration du parenchyme.

Toutes ces expériences ont le grave défaut de ne pas comporter une mesure exacte de la pression employée. Il semble bien que dans le rein sain une pression modérée ne laisse pas pénétrer le collargol. Il n'en serait pas de même dans le rein malade ; cependant, pour arriver à des accidents graves, un excès de pression paraît encore nécessaire.

L'injection du bassinet au collargol en se conformant aux règles énoncées plus haut paraît donc légitime et sans grand danger.

Il n'en est pas moins vrai que toutes ces expérimentations un peu confuses et les nombreux cas de mort et d'accidents publiés sans esprit critique ont éveillé la méfiance des urologistes vis-à-vis d'une méthode si précieuse pourtant à tant d'égards.

C'est pour cette raison et pour d'autres encore qu'on a cherché à remplacer le collargol par d'autres médiums pyélographiques.

Le nitrate de thorium employé par Braasch à la clinique Mayo a déterminé un cas de mort.

A la suite de cet accident Weld fit des recherches sur la toxicité des médiums pyélographiques.

Il expérimenta les solutions suivantes sur le chien en injections intra-veineuses.

```
Bromure de sodium. . . . . . . . . . . . . . . . . . . . . . . . .   25 p. 100
Iodure de potassium . . . . . . . . . . . . . . . . . . . . . . .   25  —
Iodure de sodium. . . . . . . . . . . . . . . . . . . . . . . . .   25  —
Nitrate de thorium . . . . . . . . . . . . . . . . . . . . . . .   15  —
```

La solution d'iodure de potassium se montra très toxique, la mort survint instantanément avec 2 à 3 centimètres cubes. L'iodure de sodium avec 50 centimètres cubes ne donna qu'une légère réaction passagère.

La toxicité du nitrate de thorium varie beaucoup suivant l'ancienneté de la solution, mais dans plusieurs cas détermina la mort.

Seul le bromure de sodium à la dose de 55 centimètres cubes ne produisit aucun effet.

Le bromure de sodium n'est pas toxique, il coûte peu cher, on le prépare facilement, il n'est pas irritant. Weld conseille de l'employer à 20 p. 100. La dose ne m'a pas paru suffisante pour obtenir des radiographies aussi belles qu'avec le collargol à 10 ou 15 p. 100.

J'emploie depuis plus d'un an la solution de bromure de sodium à 30 p. 100, en ajoutant un centigramme d'oxycyanure de mercure au litre pour antiseptiser la solution.

RÉSULTATS DE L'EXPLORATION PYÉLOGRAPHIQUE

Nous allons passer en revue successivement les différentes applications de la pyélographie à la pathologie urinaire, et au diagnostic différentiel des lésions abdominales. Nous étudierons successivement.

1º Le bassinet normal.

2º Les hydronéphroses et urétéro-hydronéphroses ;

3º Le rein mobile ;

4º Les anomalies du rein et de l'uretère ;

5º La tuberculose rénale ;

6º Les pyonéphroses et les pyélites ;

7º Le rein polykystique et les kystes du rein ;

8º Les cancers du rein, du bassinet et de l'uretère ;

9º La lithiase rénale et urétérale.

En dehors du diagnostic positif qu'on peut établir par la pyélographie il faut aussi considérer l'importance d'une méthode qui nous a permis bien des fois de reconnaître s'il s'agissait ou non d'une appendicite, d'une tumeur du foie, de l'intestin, de l'ovaire, du pancréas.

1º LE BASSINET NORMAL

Il faut envisager la forme et le volume de cet organe. La forme est extrêmement variable. Je l'ai étudiée en détail sur le cadavre [1]. Il n'y a qu'une forme schématique typique et de très nombreuses variations.

La forme typique c'est la forme bifurquée ; l'uretère en arrivant au rein se divise en deux grands calices : le supérieur, long, étroit, oblique en haut et en dehors, l'inférieur large, court, horizontal. La bifurcation se fait en général en Y à angle plus ou moins aigu, mais la bifurcation peut se faire sous un angle plus ou moins ouvert et même en T, les deux grands calices étant presque dans le prolongement l'un de l'autre.

Il existe souvent un calice intermédiaire qui est d'ordre secondaire et qui se jette tantôt dans le grand calice supérieur et tantôt dans l'inférieur. Quand par hasard il débouche juste dans l'angle, il semble qu'il y ait trois grands calices, mais ce n'est qu'une apparence.

Sur chacun des grands calices se jettent les calices secondaires qui reçoivent à leur tour des calices de 3e ordre, la ramification va rarement plus loin.

Le bassinet proprement dit n'existe pas toujours. Sa formation est due à l'effacement de l'angle de bifurcation et au renflement du bord médial des grands calices.

Les dispositions anatomiques précédentes se trouvent modifiées de deux façons : 1º par suppression des calices intermédiaires, les petits calices s'abouchant directement dans le bassinet qui a en quelque sorte absorbé les grands calices : c'est la forme de bassinet dite ampullaire ; 2º par bifurcation précoce des grands calices : c'est la forme ramifiée ; les calices de 2e et de 3e ordre paraissent provenir directement de la division de l'uretère.

Il existe un grand nombre de sous-variétés ; ainsi le grand calice inférieur peut prendre la forme d'une ampoule, c'est l'hémi-bassinet inférieur, la même disposition peut se rencontrer mais plus rarement au niveau du calice supérieur.

Le mode de bifurcation des deux grands calices peut aussi varier : l'angle qui les sépare est ordinairement aigu, il peut devenir droit ou obtus ; enfin les deux grands calices peuvent être dans le prolongement l'un de l'autre, l'uretère s'insérant au milieu ; l'ensemble a la forme d'un T.

---

1. J. Albarran et E. Papin. Recherches sur l'anatomie du bassinet et l'exploration sanglante du rein.

E. Papin. Anatomie du rein et de l'uretère. In *Encyclopédie française d'Urologie.*

La situation de la bifurcation varie aussi suivant les sujets : elle peut être intra-sinusienne ou se faire au niveau du sinus ou plus bas à une hauteur variable.

Les petits calices sont ordonnés sur deux rangs regardant les uns en avant, les autres en arrière et en dehors.

Sur les clichés radiographiques ces deux séries se chevauchent plus ou moins.

Chaque petit calice a un fond échancré en dehors, cette échancrure est destinée à loger la papille.

Les calices des extrémités présentent des échancrures multiples destinées aux pyramides groupées à ce niveau.

Les calices qui se présentent presque de face (rangée antérieure) présentent un bord arrondi.

2° LES HYDRONÉPHROSES ET LES URÉTÉRO-HYDRONÉPHROSES

Le diagnostic d'une hydronéphrose pour être complet ne doit pas seulement préciser l'existence d'une poche rénale, mais aussi sa forme, ses dimensions, ses dispositions anatomiques, parfois même sa cause. Seule la pyélographie peut nous donner de pareilles indications. C'est pour déceler les hydronéphroses que la pyélographie fut employée tout d'abord.

L'hydronéphrose peut se présenter cliniquement sous trois formes :

1° La forme à crises douloureuses intermittentes avec rein gonflé et abaissé ;

2° La forme tumeur peu ou pas douloureuse ;

3° La forme occulte où il n'y a ni tumeur, ni crises, mais seulement une douleur sourde plus ou moins continue.

En général, l'exploration clinique est complétée par la cystoscopie et le cathétérisme des uretères. On recherche la rétention et la capacité du bassinet.

La présence d'une rétention importante, qu'il est facile de distinguer d'une simple polyurie, est évidemment significative : un bassinet normal ne doit pas contenir de liquide ou seulement une quantité insignifiante. Mais il faut remarquer que la sonde peut être arrêtée avant d'arriver au bassinet, que le bassinet peut être en partie vidé et la rétention à peine appréciable, alors qu'il s'agit d'une grosse poche, ou enfin qu'il peut s'agir d'une hydronéphrose à cavités anfractueuses qui se vident mal.

La mesure de la capacité du bassinet donne en général des renseignements plus précis, mais si la poche n'a pu être vidée soit parce que la sonde n'a pu être poussée jusqu'à son intérieur, soit parce qu'il s'agit d'une poche anfractueuse qui se vide mal, la quantité de liquide injectée ne répond pas du tout au volume réel de la poche.

Beaucoup plus précis sont les résultats fournis par la pyélographie.

Il faut en pratique distinguer trois cas :

1° La sonde peut être enfoncée jusqu'au bassinet ;

2° La sonde est arrêtée en route, mais l'injection passe au delà de l'obstacle ;

3° La sonde est arrêtée en route et le liquide injecté redescend dans la vessie.

1º **La sonde peut être enfoncée jusqu'au bassinet.** — Dans ce cas, l'hydronéphrose peut se présenter sous la forme de tumeur, ou sous la forme douloureuse avec ou sans crises.

a) Il existe une tumeur dans le flanc. Cette tumeur est-elle une hydronéphrose ?

La pyélographie permet de résoudre aussitôt le problème. A la poche d'hydronéphrose répond une large tache dessinant le bassinet et les calices dilatés.

Au contraire, l'ombre pyélique peut être de petit volume, ne répondant pas à la tumeur observée. Cependant il s'agit d'une affection rénale, car l'ombre du rein est agrandie et le bassinet et les calices sont déformés, allongés, aplatis, refoulés, ainsi que nous pouvons le voir dans les kystes des reins, les reins polykystiques, le cancer du rein.

Enfin l'ombre pyélique est tout à fait normale, et ne semble pas en rapport avec la tumeur observée. Dans des cas que j'ai eu à examiner personnellement ou pour des collègues chirurgiens, il s'agissait d'un kyste de l'ovaire à développement abdominal, d'un lipome rétro-péritonéal, d'une péritonite tuberculeuse et même dans un cas remarquable de compresses d'ailleurs aseptiques et laissées dans le ventre devant le rein. Des tumeurs du foie, ou des lobes aberrants de cet organe, des tumeurs de l'intestin, de la rate, du pancréas, ont pu ainsi être distinguées des affections rénales, aussi parait-il ridicule d'affirmer que la pyélographie est une exploration inutile.

b) Il n'y a pas de tumeur fixe, mais seulement des crises douloureuses ou des douleurs continues.

L'erreur la plus commune c'est de croire à une appendicite. J'ai renoncé à dénombrer les malades atteints d'hydronéphrose droite et dont la paroi abdominale est ornée de la petite incision d'appendicectomie. Je ne conteste pas que les deux lésions ne puissent coexister et même réagir l'une sur l'autre. Mais je sais des cas d'appendices sains enlevés pour hydronéphrose et qui ne l'auraient pas été si l'on avait fait une pyélographie. C'est au point que la persistance des mêmes douleurs après l'appendicectomie fait songer aussitôt à l'hydronéphrose. L'inverse est aussi possible mais c'est beaucoup plus rare. La pyélographie nous montrera toujours, en cas d'hydronéphrose, de petites déformations du bassinet, mais il faut bien savoir que les hydronéphroses les plus douloureuses ne sont pas les plus grosses et on sera souvent étonné dans des cas typiques de constater le faible degré des lésions.

D'autres causes d'erreur sont encore possibles. Les calculs de l'uretère ressemblent parfois beaucoup par leur symptomatologie à l'hydronéphrose. Dans tous les cas il est prudent de faire une radiographie simple avant de faire la pyélographie qui pourrait masquer le calcul urétéral pour peu que l'uretère soit dilaté.

Enfin des lésions annexielles ont pu être confondues avec une hydronéphrose. Ici encore les deux lésions peuvent être associées, et la lésion annexielle peut être la cause de l'hydronéphrose.

Pour le diagnostic même de l'hydronéphrose la douleur provoquée est tout à fait importante. Le malade dit souvent : c'est comme dans mes crises, ou encore : je vais avoir une crise. On a ainsi la preuve que la douleur habituellement ressentie est bien une douleur rénale ou mieux pyélique.

2° La sonde ne pénètre pas dans le bassinet. — Malgré le choix d'une sonde de petit calibre, malgré tous les artifices connus, la sonde est arrêtée en route. Mais la hauteur où se produit l'arrêt est très variable. Ce peut être très bas, au sortir de la vessie, ou tout en haut, au collet ou en un point quelconque entre ces deux extrêmes. La cause de l'arrêt ce peut être un pli, une coudure, un rétrécissement, une tumeur, un calcul, un obstacle extérieur : bride, vaisseau anormal.

En une certaine mesure, la pyélographie peut rendre compte de la nature de l'obstacle, un pli, une coudure, une tumeur, un calcul, un rétrécissement avec dilatation au-dessus, tout cela se voit bien sur la plaque et même en cas de vaisseau anormal. J'ai vu très nettement une bande claire séparant l'ombre de l'uretère de celle du bassinet.

Mais dans les cas que j'envisage ici, le liquide a pu être injecté au-dessus de l'obstacle ; on s'en est rendu compte facilement : à mesure que le liquide descend dans la burette on ne voit pas se produire de reflux par la sonde vésicale. Il faut aller doucement, avec une très faible pression et s'arrêter à la première douleur, car le liquide injecté ne pourra pas être ramené par la sonde urétérale, il redescendra seul et peu à peu et il faut craindre de provoquer une colique néphrétique.

3° La sonde ne pénètre pas dans le bassinet et le liquide injecté reflue dans la vessie. — En général, c'est au collet de l'uretère que siège l'obstacle. Il peut aussi arriver que ce soit plus bas. Le liquide injecté redescend le long de la sonde urétérale et on le voit ressortir par la sonde vésicale.

C'est souvent dans de grosses hydronéphroses qu'on sent très bien à la palpation que cet accident se produit et le fait en lui-même est fort instructif car il prouve qu'il s'agit d'une hydronéphrose fermée ou du moins passagèrement fermée. Si la tumeur observée n'était pas une hydronéphrose, en admettant même qu'elle gêne le passage de la sonde, elle laisserait au moins passer le liquide. S'il y a obstruction complète c'est qu'il s'agit bien d'une hydronéphrose. J'ai eu plusieurs fois l'occasion de vérifier cette observation.

Dans les cas d'hydronéphrose intermittente le bassinet est complètement fermé pendant la crise, le rein abaissé et l'uretère déplacé. En dehors des crises le rein revient en place, l'uretère reprend sa place normale et la pyélographie de la poche hydronéphrotique devient possible. J'ai présenté un beau cas de ce genre à la Société française d'Urologie.

L'intensité de la douleur au cours de la pyélographie est fort intéressante à considérer.

Les très grosses poches sont pour ainsi dire indolores. Quand elles sont bien remplies le liquide commence à refluer le long de la sonde urétérale sans qu'il y ait eu de douleur.

Les poches de volume moyen sont encore sensibles, mais, comme il n'est jamais nécessaire, pour avoir une bonne radiographie, d'aller à l'extrême limite de leur capacité on ne provoque pas une douleur bien vive.

Restent les petites hydronéphroses. Ici la question est beaucoup plus délicate, il faut même dire angoissante. Plus nous avançons dans cette étude, plus nous constatons la fréquence des petites hydronéphroses parfois très douloureuses avec lésions anatomiques à peine marquées. En se basant seulement sur le cathétérisme des uretères, Michon et Pasteau ont depuis longtemps montré la gravité de ces hydronéphroses. Braasch, dans son ouvrage sur la pyélographie, a indiqué l'importance de cette exploration dans les hydronéphroses de 15 à 25 centimètres cubes.

Lorsqu'on considère les pyélogrammes obtenus dans ces cas on est surpris des faibles différences constatées entre ceux-ci et des bassinets parfaitement normaux.

Voici un certain nombre de types observés :

1º Le petit bassinet ampullaire renflé en col de cygne du côté médial. Il existe souvent un rétrécissement assez marqué du collet.

Tantôt les petits calices greffés directement sur le bassinet ont conservé leur forme normale, tantôt ils participent à la dilatation et sont aussi larges à leur base qu'au sommet.

2º Le bassinet normal plus ou moins ramifié avec dilatations terminales : les petits calices sont renflés en forme de massue, les papilles sont refoulées et la limite externe du calice, au lieu d'être concave, est convexe en dehors.

3º Le bassinet avec coudure urétérale et dilatation totale portant également sur les calices.

4º Le bassinet avec insertion anormale de l'uretère. Cette insertion est reportée plus haut : le bassinet forme un T avec l'uretère .il est plus ou moins dilaté.

5º Le mega-bassinet dont la figure est absolument normale ainsi que celle des calices mais de dimensions inusitées.

Tels sont les différents aspects de l'hydronéphrose au début. J'insiste sur ce point que, dans bien des cas où, cliniquement, nous avons diagnostiqué une hydro-néphrose, où expérimentalement nous avons provoqué la douleur pyélique en distendant le bassinet, où enfin la capacité du bassinet est légèrement augmentée, nous avons obtenu des images ressemblant beaucoup à celles des bassinets normaux.

Lorsque la poche est devenue plus volumineuse alors il n'y a plus de doute ; la forme ampullaire du bassinet, l'ascension de l'embouchure urétérale, la déformation des petits calices et leur effacement partiel sont caractéristiques.

Si nous arrivons aux grandes hydronéphroses, alors nous obtenons l'image d'énormes sacs formés d'une poche principale et de poches secondaires arrondies et cloisonnées et enfin, au degré ultime, des poches formées presque d'une cavité unique à bords à peine ondulés du côté externe, ce sont les véritables reins « sacciformes ».

Il est parfois possible de reconnaître la cause de l'hydronéphrose. Je reviendrai plus loin sur le rein mobile, les calculs de l'uretère et les tumeurs comme causes d'hydronéphrose. Un vaisseau anormal laisse une trace claire entre l'ombre du bassinet et celle de l'uretère.

Il existe des formes variées d'hydronéphrose dont le diagnostic est possible par la pyélographie.

On peut distinguer par rapport au parenchyme du rein les hydronéphroses en 3 catégories :

1º Type intra-rénal ;

2º Type extra-rénal ;

3º Type mixte.

Dans le type intra-rénal toute la dilatation est enclose dans les limites du sinus ; elle porte sur les calices primaires ou secondaires et peu ou pas sur le bassinet. Dans les cas typiques il n'y a même pas de bassinet et cependant il s'agit d'hydronéphrose à crises caractéristiques.

Dans le type extra-rénal la dilatation porte exclusivement ou principalement sur le bassinet qui se développe hors du sinus et a la forme d'une grosse poche plus ou moins arrondie. Les calices principaux participent assez souvent à la dilatation ; les petits calices sont, au contraire, presque normaux.

Dans le type mixte tout l'appareil excréteur est dilaté ; le bassinet forme parfois une grosse poche et les calices des poches accessoires qui s'ouvrent dans le bassinet par des goulots plus ou moins étroits sont séparés les uns des autres par des cloisons ; dans d'autres cas il n'y a pour ainsi dire qu'une poche unique formée d'un sac pyélique très dilaté, que limite en dehors un rein aplati et allongé en cimier de casque : les calices sont confondus avec le bassinet et seulement indiqués par des ébauches de cloison.

Une hydronéphrose peut encore être totale ou partielle : totale si elle atteint tous les calices, partielle si l'uretère, étant précocement bifurqué, une seule de ses branches a subi la dilatation.

Enfin, l'hydronéphrose peut s'accompagner de dilatation de l'uretère ou hydruréter. Cette dilatation peut être totale avec orifice urétéral béant : ce sont les cas que j'ai décrits avec le professeur Legueu ; elle peut être subtotale, c'est-à-dire sans dilatation du méat qui, dans ce cas, est même souvent rétréci ; enfin, elle peut être partielle, commençant à un niveau variable entre la vessie et le collet.

L'hydruréter sans dilatation sus-jacente du bassinet existe également mais il est fort rare.

De ces renseignements fournis par la pyélographie il résulte des indications opératoires précieuses. On est aujourd'hui fort sceptique sur le résultat des opérations pour hydronéphrose dites conservatrices ; on se trouve ainsi conduit à enlever des reins très douloureux sans doute mais ayant une grande valeur fonctionnelle.

S'il s'agit d'une hydronéphrose intra-rénale, il n'y a rien à faire ou bien il faut supprimer le rein. Mais il ne faut le faire que si le malade le demande et si le rein opposé est normal. D'où la nécessité d'une exploration analogue du côté opposé, car je connais plusieurs cas de néphrectomies pour douleur rénale intolérable, suivies de crises douloureuses du côté opposé jusque-là silencieux. En cas de dilatation bilatérale des bassinets, on peut à la rigueur pratiquer une néphrostomie temporaire ou définitive qui soulage le malade.

Dans les cas extrêmes à l'autre bout de la série : gros sacs sans valeur fonction-nelle, la néphrectomie est aussi seule à envisager quelquefois précédée de néphros-tomie quand la poche est infectée.

Dans les cas intermédiaires on peut tenter autre chose. La section d'un vais-seau anormal a donné plusieurs succès. Une hydronéphrose partielle peut béné-ficier d'une néphrectomie partielle. Enfin, libre à ceux qui espèrent y réussir de tenter une anastomose latéro-latérale, ou une pyélo-plicature ou, comme Gayet, une résection de la poche. Le gros intérêt de la pyélographie c'est qu'elle permet d'envisager ces diverses éventualités avant d'avoir découvert le rein et la voie d'abord n'est pas indifférente suivant le but qu'on se propose.

3° LA PYÉLOGRAPHIE DANS LE REIN MOBILE

En réalité, ce n'est pas tant le diagnostic de rein mobile qu'il s'agit d'établir mais plutôt les indications opératoires. Dans quelques cas la pyélographie a bien permis de reconnaître des erreurs de diagnostic (tumeurs de l'ovaire, du cæcum prises pour un rein mobile), mais en général le diagnostic de rein mobile s'établit facilement par la clinique.

On devient de plus en plus hostile d'une façon générale à la néphropexie, mais elle peut rendre des services dans quelques cas ; en outre, il y a d'autres opérations qui peuvent être utiles, telle la simple libération de l'uretère ; enfin, la néphrectomie même peut être indiquée s'il s'agit en réalité d'une hydronéphrose, qu'elle soit primitive ou secondaire, pour peu qu'elle paraisse incurable.

La pyélographie dans le rein mobile doit être faite suivant une technique particulière.

1° La sonde doit être maintenue dans la partie inférieure de l'uretère, afin de laisser libre le segment ilio-lombaire et de ne pas créer des coudures artificielles sur la pointe de la sonde.

2° Il faut prendre trois radiographies : couché sur le dos, debout et couché en position renversée.

Enfin il est souvent utile de faire une double pyélographie, la bilatéralité du rein mobile étant assez fréquente.

La pyélographie doit nous montrer :

a) La position du rein ;

b) L'état de l'uretère ;

c) L'état du bassinet ;

d) Les modifications subies par ces divers organes en position debout et en position renversée.

a) *Position du rein*. — Le rein est abaissé plus ou moins. A l'état normal le bassinet répond à la partie inférieure de la 1re dorsale, à la 1re lombaire et à la partie supérieure de la seconde. Dans le rein mobile le bassinet répond aux deux premières lombaires ; dans les cas légers, il est entièrement sous-costal ; dans les cas plus accentués, il descend le long des 3e et 4e lombaires, atteint la crête iliaque et peut la dépasser.

Dans ce mouvement d'abaissement le bassinet n'est pas toujours basculé, comme le disent les classiques. Il a souvent son attitude normale verticale ou à peine oblique en bas et en dedans.

Cependant il existe des cas qui répondent à la description classique et où l'axe du bassinet est fortement oblique en bas et en dedans.

b) *L'état de l'uretère*. — L'uretère qui répond au rein déplacé peut présenter des modifications de trajet et de calibre.

Parfois l'uretère est sinueux et même par places plié en accordéon.

Dans d'autres cas, l'uretère garde un trajet normal sur une grande longueur puis présente une coudure brusque ; l'uretère est ensuite oblique en bas et en dehors. C'est ainsi dans le rein à déplacement oblique.

Il arrive parfois que la sonde urétérale enfoncée trop haut crée artificiellement une coudure brusque. Parfois encore la sonde a pu être poussée jusqu'au bassinet ; elle redresse l'uretère qui, étant trop long, décrit une grande courbe à convexité supéro-interne qui peut atteindre la ligne médiane et même la dépasser.

L'uretère est souvent d'un calibre normal, mais il n'est pas rare de le trouver dilaté, élargi et comme atone, les rétrécissements et dilatations normaux étant moins accusés. Par contre, il existe des cas où l'uretère est rétréci à son collet d'une façon anormale.

c) *L'état du bassinet*. — Le bassinet est rarement tout à fait normal. Il présente au moins une augmentation de sa capacité physiologique, mais il peut garder sa configuration à peu près habituelle. Dans d'autres cas, il y a une déformation manifeste portant sur le bassinet et les calices avec effacement de l'encoche papillaire. Enfin, il existe des bassinets ampullaires et d'autres qui présentent tous les caractères des hydronéphroses congénitales.

Dans les cas extrêmes il est facile de dire que l'hydronéphrose est primitive ou au contraire qu'elle est secondaire à la mobilité : mais dans les cas moyens le différend est difficile à trancher. Toutefois nous ne saurions souscrire à la théorie de Bazy qui veut que toutes les hydronéphroses soient congénitales : il y a certainement des hydronéphroses qui sont la conséquence du rein mobile.

d) *Les modifications subies par ces divers organes suivant la position.*

Le rein mobile doit être étudié ncn seulement à l'état statique, mais à l'état dynamique.

La station debout exagère-t-elle la descente du bassinet, le plissement ou la coudure de l'uretère ? la position renversée remet-elle au contraire les organes en place ?

De tout ce qui précède on peut tirer des déductions pratiques au point de vue thérapeutique. Un vrai rein mobile et dont l'uretère se redresse bien peut bénéficier de la néphropexie. Une petite hydronéphrose ampullaire avec sténose du collet ayant entraîné la mobilité secondaire restera douloureuse une fois le rein fixé, elle ne relève que de la néphrectomie.

Il y aurait beaucoup à dire sur l'étude radiographique du côlon dans le rein mobile, mais ceci sort du cadre de la pyélographie.

4° LA PYÉLOGRAPHIE DANS LES ANOMALIES DU REIN ET DE L'URETÈRE

Il n'y a pas un chapitre de la pathologie rénale et urétérale où la pyélographie joue un rôle plus important.

J'envisagerai d'abord les anomalies de l'uretère ; les plus habituelles sont la bifidité, la duplicité, les embouchures anormales, l'atrésie du méat, les dilatations congénitales.

La bifidité ne saurait être soupçonnée : c'est justement une découverte de la pyélographie. Il n'est pas indispensable que la sonde urétérale s'arrête au-dessous de la bifurcation. Lorsqu'elle est introduite dans l'une des branches, le liquide redescend très bien dans le tronc commun pour remonter dans l'autre branche ; j'ai eu l'occasion d'observer ce phénomène.

La duplicité urétérale comporte en général deux orifices intra-vésicaux ; lorsque l'un des orifices est extra-vésical nous rentrons dans la catégorie des embouchures anormales que nous envisagerons tout à l'heure. Les deux orifices urétéraux peuvent être situés côte à côte, accolés en canons de fusil ou séparés par un intervalle plus ou moins considérable. Dans tous les cas l'un des orifices est supéro-externe et l'autre inféro-interne. Si l'on enfonce une sonde urétérale opaque dans chacun des uretères et qu'on fasse une injection de liquide opaque, on voit que les deux uretères se croisent deux fois d'abord dans le petit bassin puis dans la région lombaire, et on constate que toujours l'orifice supéro-externe répond au bassinet inférieur, l'inféro-interne au bassinet supérieur. L'embryologie confirme ce fait.

Il arrive très souvent qu'un des bassinets est dilaté : c'est tantôt l'inférieur et tantôt le supérieur, parfois ce sont les deux. Lorsque la dilatation ne porte que sur un des bassinets on peut faire une héminéphrectomie. Deux fois M. Legueu a fait cette opération avec succès en se basant sur nos pyélographies. Lorsque la dilatation porte sur les deux bassinets il faut faire la néphrectomie totale.

Il arrive parfois que l'orifice anormal ne siège pas dans la vessie ; deux cas se présentent : ou bien il y a un orifice normal et un autre extra-vésical, nous sommes encore dans le cas de la duplicité urétérale, ou bien il n'y a pas d'orifice au siège normal, mais seulement un orifice extra-vésical.

Le diagnostic de ces cas d'ailleurs rares est souvent fort difficile. S'il existe un orifice normal dans la vessie, il faut des raisons valables pour en chercher un autre, par exemple des urines totales purulentes alors que le cathétérisme des deux uretères donne des urines claires ou un gros calcul urétéral, les deux uretères normaux étant libres.

S'il manque un orifice vésical deux hypothèses sont possibles : rein unique ou uretère anormal ; il faut alors chercher dans l'urètre ou à la vulve chez la femme, dans l'urètre postérieur chez l'homme, pour voir s'il existe un orifice anormal et le cathétériser ; ainsi j'ai pu arriver à reconnaître l'orifice anormal dans deux cas, opérés l'un par Alglave, l'autre par M. Legueu. Dans le cas avec Alglave j'ai pu faire une pyélographie remarquable d'un énorme uretère.

L'atrésie de l'orifice urétéral avec ou sans dilatation kystique de l'extrémité inférieure n'est pas toujours susceptible d'un examen pyélographique, le méat ne permettant pas d'introduire une sonde ; si le cathétérisme est possible, l'injection opaque nous montre un uretère volumineux et sinueux.

La dilatation permanente des orifices urétéraux que j'ai décrite avec M. Legueu permet l'injection totale de l'appareil urinaire par un simple cathétérisme de la vessie.

Enfin j'ai observé plusieurs cas de dilatations partielles de l'uretère avec exagération des isthmes et des fuseaux, sans dilatation du bassinet : ce sont là des malformations évidemment congénitales.

Parmi les anomalies congénitales du rein ce sont les ectopies et les symphyses que la pyélographie met en évidence. L'atrophie congénitale peut échapper à cette exploration, car j'ai vu deux bassinets bien développés dans un rein complètement atrophié.

L'ectopie congénitale peut être soupçonnée parce qu'on sent une masse ressemblant au rein en position anormale dans la fosse iliaque ou dans le bassin et parce que l'uretère est raccourci, donnant de l'urine au cathétérisme après que la sonde a pénétré seulement de 18, 15, 12 centimètres par exemple.

La pyélographie nous montre à la fois le siège anormal du rein, les déformations du bassinet, le trajet atypique de l'uretère. Le rein peut être en situation lombaire basse, iliaque, ilio-pelvienne, sacrée, ou encore en ectopie du côté opposé.

La symphyse rénale (rein en fer à cheval ou rein en galette) peut être diagnostiquée grâce à la pyélographie bilatérale ; elle montre en général l'abaissement des reins, des bassinets situés plus près de la ligne médiane ; souvent l'un des bassinets est hydronéphrosé et parfois les deux. Dans la symphyse unilatérale les deux bassinets sont dans la même moitié du tronc : en général ces symphyses latérales sont très appréciables à la palpation.

J'ai voulu être très bref sur ce chapitre des anomalies mais il est des plus intéressants et appelé à un grand développement.

5° LA PYÉLOGRAPHIE DANS LA TUBERCULOSE RÉNALE

La radiographie simple a donné dans la tuberculose rénale des résultats très intéressants. Il est vrai qu'au début, alors qu'on ignorait l'opacité de certaines lésions tuberculeuses aux rayons X, on a eu surtout des déboires : la radiographie n'a servi qu'à tromper sur le diagnostic. Alors que cliniquement on pouvait penser à la tuberculose, beaucoup de chirurgiens, sur la foi d'un radiogramme, sont allés à la recherche d'un calcul qui n'existait pas et ont dû enlever un rein tuberculeux.

Mais ces erreurs ont été très instructives. Elles nous ont appris à reconnaître les taches de la tuberculose et à les distinguer des taches calculeuses. Fenwick en 1909, Hofmann, puis Groessner en 1910 firent le diagnostic de tuberculose rénale en s'appuyant sur la forme des taches observées.

J'ai moi-même en 1913 rapporté deux cas dans lesquels la radiographie avait permis de reconnaître un rein mastic, ce qui, joint à l'appréciation de la K d'Ambard, rendait possible la néphrectomie chez des sujets où, la cystoscopie étant impossible, on ne pouvait établir la topographie des lésions. Depuis cette époque cette méthode a été appliquée dans de nombreux cas à l'hôpital Necker.

Mais il n'en reste pas moins vrai que l'utilisation de la radiographie simple est plutôt exceptionnelle dans la tuberculose rénale et la pyélographie peut rendre dans certains cas des services notables. Ce sont des cas tout différents puisqu'ici nous avons besoin du cathétérisme urétéral alors que la radiographie simple s'emploie pour y suppléer.

Lichtenberg et Dietlen ont proposé l'emploi de la pyélographie dans la tuberculose rénale. Ces auteurs ont employé le collargol à 10 p. 100. Ils ont vu la disposition irrégulière et la dilatation des calices, parfois aussi la dilatation de l'uretère. Plus les lésions du rein sont avancées et moins les contours des cavités intra-rénales sont nets. La matière caséeuse et les détritus qui, dans les cas avancés, remplissent les calices, se mélangent au collargol, ce qui explique l'absence de netteté des images. Il est difficile de reconnaître les cavernes ouvertes parce que remplies de pus ou de matière analogue au mastic, elles ne se laissent pas remplir par le collargol.

Lichtenberg et Dietlen ont employé la pyélographie dans onze cas de tuberculose rénale. L'examen des pièces de néphrectomie a permis de contrôler les résultats fournis par la radiographie et de voir qu'ils étaient exacts.

A la suite de ces recherches j'ai aussi employé la radiographie dans quelques cas de tuberculose rénale. J'avais soin de faire cet examen la veille ou le matin même de l'opération. Il faut d'ailleurs remarquer que la pyélographie n'est nullement douloureuse dans la tuberculose, mais un excès de pression détermine facilement la pénétration du collargol dans le parenchyme.

Braasch a fait de nombreuses pyélographies dans la tuberculose rénale, mais c'est seulement quand le diagnostic est douteux que la pyélographie peut être employée selon lui.

Braasch a remarqué trois sortes de particularités du bassinet, du rein et de l'uretère dans la tuberculose rénale.

Au début il peut n'y avoir qu'une déformation très légère du bassinet, une simple dilatation dont le caractère tuberculeux n'est nullement évident ; une pyélite avec distension peut donner une image identique. Ce qui caractérise surtout la tuberculose rénale c'est la déformation des calices : dans la forme pyélitique primitivement ouverte les calices perdent la forme concave qui leur vaut leur dénomination. C'est que la papille qu'ils sont destinés à recevoir est ulcérée, rongie, parfois amputée complètement ; il en résulte que le liquide opaque remplissant cette cavité de calice a un bord rectiligne, parfois convexe du côté du parenchyme.

Je figure ici un cas de ce genre tout à fait typique : il s'agissait d'une tuberculose ulcéreuse au début avec uretère précocement tuberculisé, dilaté et quelques tubercules autour du méat urétéral. La pyélographie montra un bassinet presque normal, mais une déformation typique de plusieurs calices qui sont allongés et se terminent par un bord droit ou convexe ou par une zone floue. Je pratiquai dans ce cas la néphro-uréthrectomie et je pus voir que les lésions correspondaient exactement au résultat de la pyélographie.

Lorsque le processus tuberculeux a envahi plus profondément le parenchyme, la déformation est plus caractéristique : le calice se termine par une extrémité arrondie, renflée en massue, dont les bords irréguliers sont dentelés et simulent l'aspect d'un fragment de chou-fleur. Il s'agit dans ces cas de tuberculose primitivement ouverte.

Dans les formes primitivement fermées avec ouverture secondaire dans le bassinet et dans les formes mixtes le bassinet est peu dilaté, parfois même plus petit qu'à l'état normal. Le liquide opaque pénètre avec difficulté dans les cavités qui ne communiquent avec le bassinet que par des pertuis souvent étroits. Ces cavités contenant du pus épais, de la matière analogue à du mastic, il en résulte que la pénétration du liquide y est difficile, et que l'image obtenue est floue dans la région périphérique. Ces images ressemblent à celles qu'on obtient dans certaines pyonéphroses banales.

Dans quelques cas la pyélographie peut donner une image extrêmement intéressante des lésions tuberculeuses. Voici une figure qui représente un rein tuberculeux pyélographié. On voit que le bassinet est rempli par le liquide opaque qui a pénétré ensuite dans les cavités anfractueuses occupant la moitié inférieure du rein. Au contraire à la partie supérieure on voit que le liquide a trouvé un obstacle et on remarque trois taches claires juxtaposées. Du côté opposé une ombre considérable qui va se confondre avec l'ombre hépatique indique le grand développement de l'hypertrophie rénale.

Cette malade avait une K bonne de 0,080. L'examen fonctionnel avait montré le bon état du rein droit et la déficience du rein gauche. La néphrectomie pratiquée montra le bien-fondé de l'examen pyélographique. Voici la coupe de ce rein ; n'est-elle pas calquée sur la pyélographie ? En bas cavités anfractueuses, remplies de pus, en haut trois poches claires fermées. Peut-on dire qu'un tel examen qui ne provoqua aucune douleur (bromure de sodium à 30 p. 100), qui ne provoqua aucune lésion du côté du rein et qui donne véritablement l'image de la lésion sur le vivant soit un examen superflu ?

Dans quelques cas la tuberculose rénale s'accompagne de rétention, qu'il s'agisse d'hydronéphrose tuberculisée, ce qui n'est pas rare, ou d'hydronéphrose secondaire à une stricture tuberculeuse, ce qui est plus fréquent.

L'image obtenue dans ces cas est variable : tantôt elle ressemble à celle d'une hydronéphrose banale à contours nets avec poches régulièrement groupées autour de la cavité pyélique, tantôt et plus souvent l'ombre a des contours irréguliers et flous qui indiquent une lésion ulcéreuse du parenchyme rénal. C'est dans ce cas que la pyélographie est typique et permet d'affirmer l'existence de la tuberculose rénale.

J'ai longtemps hésité à pratiquer la pyélographie dans la tuberculose et j'y avais même renoncé tant que j'ai employé exclusivement le collargol comme medium, mais depuis que je me sers du bromure de sodium j'ai obtenu dans la tuberculose rénale des résultats qui m'ont paru fort intéressants et je crois qu'on trouvera dans cette méthode un complément d'information qui n'est nullement à dédaigner.

6° LES PYÉLITES ET LES PYONÉPHROSES

La dilatation du bassinet s'observe dans les inflammations pyélo-rénales, qu'il s'agisse de pyélonéphrite dite avec distension ou de pyonéphrose véritable creusant des cavités dans le parenchyme rénal. C'est ce qu'on a appelé la dilatation inflammatoire par opposition à la dilatation mécanique des hydronéphroses acquises.

Il faut toutefois mettre à part une catégorie de cas qui ne se distinguent en rien des dilatations mécaniques, ce sont les hydronéphroses infectées. Bien que ces poches soient parfois remplies de pus franc elles n'ont pas la même étiologie que les lésions inflammatoires : la suppuration est ici un phénomène secondaire.

Les images pyélographiques obtenues dans les rétentions inflammatoires sont tout à fait différentes de celles qu'on observe dans les hydronéphroses.

Nous envisagerons successivement les pyélites et les urétéro-pyélites puis les pyonéphroses proprement dites.

1° **Pyélites.** — Dans la pyélite l'augmentation de volume du bassinet et des calices n'atteint jamais des dimensions très considérables. Il est souvent très difficile de dire quelles différences on observe entre la pyélographie d'une pyélite et celle d'un bassinet normal. Il arrive parfois dans les pyélites aiguës que l'ombre est plus petite qu'à l'état normal : c'est que le bassinet ne se laisse pas distendre parce qu'il est très douloureux ; l'ombre du bassinet et des grands calices est tout à fait grêle et se termine par des taches irrégulières répondant aux petits calices. Dans les pyélites subaiguës ou chroniques il y a au contraire une certaine distension, mais elle est surtout intra-rénale, elle ne porte pas tant sur le bassinet que sur les calices qui sont dilatés et irréguliers ; l'encoche papillaire fait place à une voussure, souvent plusieurs calices se fusionnent en une seule cavité et le contour devient très irrégulier.

2° **Urétéro-pyélites.** — L'uretère peut être à peu près normal, mais dans la grande majorité des cas, et toujours dans les pyélites ascendantes, l'uretère participe à la dilatation.

Tantôt l'uretère est uniformément dilaté et ne présente plus des isthmes et des fuseaux, tantôt il montre encore des traces de ces dispositions normales. En outre, l'uretère est sinueux, avec des coudures et souvent des parties dilatées au-dessus de ces coudures.

Pour obtenir une bonne pyélographie dans ces cas il faut élever un peu l'appareil et développer une certaine pression car le liquide redescend le long de la sonde par atonie de l'uretère.

3° **Pyonéphroses.** — Les images obtenues dans les vraies pyonéphroses sont toutes différentes : ce n'est plus le bassinet et les calices qu'on injecte seulement mais aussi des poches creusées dans l'épaisseur du parenchyme rénal.

Il y a souvent quelque difficulté pour obtenir une image nette, ces poches remplies de pus épais se vident mal. Il ne faut pas craindre de se servir d'une solution très concentrée, car, obligée de se diluer dans le liquide purulent retenu, elle perd beaucoup de sa concentration initiale.

Le liquide opaque s'infiltre dans le tissu à demi nécrosé qui limite les poches ; il en résulte que les contours ne sont pas francs, mais comme estompés.

La douleur est presque supprimée, elle ne saurait servir de guide pour arrêter l'injection ; il faut cesser quand on voit que le niveau ne baisse plus ou presque plus dans la burette.

En parcourant les pyélographies ainsi obtenues il ne paraît pas possible d'en donner une description d'ensemble. Tantôt il y a une certaine conservation de la forme du bassinet mais les calices se terminent par des poches anfractueuses creusées dans le rein. Dans quelques cas les cavités terminales sont festonnées et chaque calice donne l'aspect d'un fragment de chou-fleur.

Souvent, j'ai vu deux ou trois grosses poches arrondies, le plus souvent trois, très proches l'une de l'autre ou séparées par des espaces clairs : on devine à peine les calices intermédiaires.

Il arrive que le pus est si épais que le liquide opaque n'a pu que s'y infiltrer irrégulièrement et donne des taches mal limitées et informes.

Mais de toute façon l'aspect de ces pyonéphroses est caractéristique et ne saurait être confondu avec d'autres lésions du rein.

L'uretère peut être dilaté, mais le plus souvent il ne l'est pas et a gardé son volume absolument normal.

7º Le rein polykystique et les kystes du rein

Je n'ai pas eu l'occasion de pratiquer la pyélographie dans un grand nombre de cas de reins polykystiques. Des trois cas qui ont été examinés, l'un n'a pu être pyélographié, le liquide refluant vers la vessie malgré que la sonde ait été introduite assez profondément, les deux autres ont donné des images de bassinets avec calices allongés.

Braasch a eu l'occasion d'examiner un assez grand nombre de reins polykystiques. Il a observé : le raccourcissement ou l'oblitération d'un ou de plusieurs calices, donnant au bassinet une forme ovalaire ou irrégulièrement quadrilatère; une rétraction irrégulière des calices; un changement dans la situation et la direction du bassinet ; des modifications dues à l'infection secondaire.

Dans les kystes séreux du rein on peut observer, quand le kyste est volumineux, une déformation du bassinet. En outre, un gros kyste détermine une mobilité secondaire du rein et un déplacement du bassinet.

Le kyste hydatique du rein peut produire des déformations analogues. Ce qui est beaucoup plus intéressant, c'est le cas du kyste hydatique ouvert dans les voies urinaires. Dans un cas de ce genre, observé à Necker, je fis sur les conseils du professeur Legueu une injection opaque qui, du bassinet, passa dans le kyste. Elle nous montra que le kyste, du volume d'une mandarine, siégeait au sommet du rein sous la coupole du diaphragme et cet examen permit à M. Legueu de pratiquer une opération conservatrice.

8º Les cancers du rein, du bassinet et de l'uretère

Dans les tumeurs abdominales des régions sous-costales la pyélographie permet dans les cas difficiles de différencier les tumeurs rénales d'avec les tumeurs d'autres organes. Dans certains cas il peut être intéressant de comparer le contour de la tumeur obtenue par la palpation ou la percussion avec l'image du bassinet. Pour y arriver je sertis la tumeur d'un fil de plomb fin qui est fixé sur la peau par quelques applications de coton et de collodion. La radiographie montre ainsi les rapports du bassinet et de la tumeur ; il est facile souvent de juger si elle appartient ou non au rein.

D'autre part, la pyélographie montre dans les néoplasmes du rein des malformations du bassinet très importantes. Le bassinet peut être abaissé, ou basculé; tantôt et le plus souvent il est oblique en bas et en dedans, tantôt en bas et en dehors. Parfois le bassinet est comme amputé d'un ou plusieurs calices ; il peut être réduit à une petite cavité où s'ouvrent quelques calices; enfin il arrive que le bassinet ne se laisse pas pénétrer par le liquide opaque. Inversement le bassinet peut être allongé, ou élargi ou dilaté dans toutes ses dimensions, formant une véritable hydronéphrose.

Dans les tumeurs rénales l'abaissement secondaire du rein a pour effet de déplacer l'uretère qui décrit souvent une grande courbure à convexité interne.

Les tumeurs du bassinet donnent souvent une image très peu nette, la cavité étant en grande partie obstruée par la tumeur ; en général, les contours du bassinet sont irréguliers et il y a un effacement des calices.

Les tumeurs de l'uretère n'ont pas encore été soumises à l'examen pyélographique. Je ne connais que le cas de Quinby, où l'examen montra l'arrêt de la sonde à 14 centimètres, puis une interruption de l'ombre urétérale qui se terminait en pointe ; au-dessus l'ombre reparaît et montre un uretère et un bassinet dilatés. Le diagnostic de tumeur de l'uretère fut alors porté et vérifié par l'opération.

9° LA PYÉLOGRAPHIE DANS LA LITHIASE RÉNO-URÉTÉRALE

C'est surtout à la radiographie simple, à la radiographie avec sonde opaque et à la radiographie stéréoscopique qu'on a généralement recours dans la lithiase du rein et de l'uretère. Je pense démontrer par quelques exemples l'utilité de l'urétéro-pyélographie dans certains cas.

Deux problèmes importants peuvent être résolus par la pyélographie :

1° État de l'appareil urinaire au-dessus de l'obstacle ;

2° Siège d'un calcul dans le rein ou dans l'uretère par rapport aux cavités pyélique et urétérale.

Calculs du rein. — Il existe des ombres rénales dont la nature calculeuse ne peut pas être mise en doute ; il est même possible de savoir très exactement les rapports de certains calculs avec les cavités du rein. Ainsi en est-il pour les calculs coralliformes et certains calculs tricornes du bassinet. Mais dans beaucoup de cas il peut y avoir doute, surtout si les signes cliniques de lithiase ne sont pas évidents.

Une tache calculeuse supposée est-elle réellement un calcul du rein ?

En général, si la forme n'est pas typique c'est sur la topographie de la tache qu'on se base pour trancher la question. Cette topographie dans la radiographie simple est établie par rapport aux différentes pièces du squelette. Il faut que l'ombre soit située au niveau de la région rénale, c'est-à-dire dans l'espace compris entre la 11e côte et la 3e apophyse costiforme lombaire. Des radiographies successives montrant bien l'ombre du rein et la tache calculeuse supposée toujours à la même place dans l'ombre rénale donneront une quasi-certitude.

Mais comme il est plus logique de mettre en évidence dans ces cas le vrai repère anatomique, c'est-à-dire le bassinet ! On a fait quelquefois le simple cathétérisme avec une sonde opaque, c'est déjà quelque chose mais cela ne vaut pas la pyélographie.

Celle-ci permet de dire non seulement que le calcul est bien rénal, mais encore de le situer exactement dans le rein.

Je peux rapporter de ceci plusieurs exemples : voici un calcul situé au niveau du sommet de la 2° costiforme droite. C'est très probablement un calcul du bassinet ; je fais la pyélographie et je vois de façon certaine que le calcul est situé dans le bassinet, juste au-dessus du collet, que le bassinet ramifié en bouquet est dilaté et que la pyélotomie était l'opération de choix. Elle fut pratiquée par le Dr Fouquiau à qui appartenait la malade qui guérit très simplement.

Voici un autre cas : il s'agit d'une malade de fort embonpoint qui à la radiographie présente une tache calculeuse située très bas près de la crête iliaque. On voit déjà sur la radiographie simple que le rein est abaissé mais la pyélographie nous a permis de déterminer le siège exact du bassinet, du rein et du calcul ; c'est un rein ectopique iliaque, avec bassinet dilaté : le calcul est dans le bassinet. La malade a refusé l'opération.

Dans un troisième cas un malade souffrant depuis longtemps du rein avait été radiographié une première fois avec un résultat absolument négatif ; or, un an après, la radiographie montra ce rein bourré de calculs. Je fis alors une pyélographie qui montra une énorme dilatation du bassinet et de l'uretère : il s'agissait d'une urétéro-hydronéphrose avec calculs secondaires ; le malade avait une mauvaise constante urique et ne fut pas opéré.

Dans un quatrième cas une tache située dans le rein droit était probablement un calcul rénal. Je fis une pyélographie et je vis que le calcul était situé dans le parenchyme rénal, mais communiquant avec un calice. En outre le bassinet était dilaté, et le cathétérisme donna de l'urine infectée. Je fis l'opération suivante : découverte du rein, le pôle inférieur très adhérent à la paroi est décollé puis incisé sur le calcul ; celui-ci est extrait et une sonde cannelée est poussée dans le bassinet. On agrandit un peu le trajet pour placer un drain, puis le rein étant bien décollé, on le décapsule sur 3 centimètres de large environ et on le fixe à la paroi par deux fils passés au travers du parenchyme.

Ces observations nous montrent la grande précision à laquelle on peut arriver dans la topographie de la lithiase rénale par l'examen pyélographique.

La pyélographie dans la lithiase rénale permet de résoudre les problèmes suivants :

1° S'agit-il de lithiase rénale ;

2° Où siègent le ou les calculs :

Dans l'uretère ;

Dans le bassinet ;

Dans les calices ;

Dans le parenchyme rénal.

3° Quelles modifications ont subi les diverses parties du rein ?

1° S'agit-il d'une lithiase rénale ?

Nous laisserons de côté les cas évidents dont nous avons parlé plus haut. Dans ces cas il n'y a pas besoin de pyélographie. Mais il peut arriver qu'un calcul situé approximativement dans la zone rénale ne soit pas un calcul du rein et inversement qu'une tache située hors de la zone rénale normale soit réellement un calcul du rein.

Ce qui démontre la nature rénale du calcul c'est le siège qu'il occupe par rapport à l'ombre du bassinet et des calices.

Ayant fait d'abord une radiographie simple on peut constater ou bien que le calcul est caché par l'ombre du bassinet ou des calices, ou bien qu'il est hors de cette ombre. Dans ce dernier cas, il peut être en contact avec l'ombre pyélo-caliculaire ou à distance ; s'il est au contact il s'agit d'un calcul rénal, s'il est à distance deux cas se présentent : ou bien la distance est trop grande pour que le calcul siège dans le rein : une tache siégeant à 3 ou 4 centimètres de l'ombre pyélo-caliculaire n'est sûrement pas un calcul du rein. Si au contraire le calcul est plus proche, il est dans l'aire du rein, mais il n'est pas forcément rénal. C'est dans ces cas douteux qu'il serait bon de faire une radiographie stéréoscopique.

Parfois des taches pseudo-calculeuses ont été observées dans la tuberculose rénale. Je ne parle pas des grosses taches du rein mastic mais seulement de petites plaques de calcification. Il est rare que l'examen cystoscopique n'ait pas déjà, en dehors même des signes cliniques et de l'examen des urines, permis le diagnostic.

Parmi les erreurs possibles de la radiographie simple il faut placer les calculs biliaires. On sait qu'ils sont beaucoup plus difficiles à mettre en évidence que les calculs du rein, bien qu'aujourd'hui il soit possible d'obtenir de bons radiogrammes de ces calculs. Mais il n'est pas toujours facile de les distinguer nettement des calculs rénaux : ils sont en général arrondis et plus clairs à leur centre, mais certains calculs du rein à noyau urique ont un aspect semblable. Dans les cas douteux la pyélographie permet un diagnostic précis. On peut voir que l'ombre calculeuse est à grande distance de l'ombre pyélo-caliculaire. Parfois le ou les calculs biliaires se projettent sur l'aire rénale, mais leurs rapports avec l'ombre pyélique sont irréguliers et surtout le bassinet et les calices n'ont nullement été modifiés dans leur forme, ce qui n'existe pour ainsi dire jamais dans la lithiase rénale. Dans certains cas délicats la pyélographie stéréoscopique sera employée avec succès.

2° Où siègent le ou les calculs ?

La pyélographie permet de localiser exactement le ou les calculs dans l'appareil réno-urétéral. Ce n'est pas tout en effet de savoir qu'il s'agit bien d'un calcul urinaire, la topographie exacte du calcul permettra encore de réduire au minimum l'opération sanglante et la néphrolithotomie au lieu d'élection ne sera pas toujours nécessaire. C'est ainsi que dans un cas nous avons pu pratiquer une toute petite boutonnière du bassinet, dans l'autre une incision du pôle inférieur du rein. La grande incision du bord convexe ne doit plus être employée comme méthode d'exploration, elle doit être réservée aux rares calculs ramifiés qu'on juge bon encore de pouvoir enlever par néphrotomie, car on tend de plus en plus à pratiquer dans ces cas la néphrectomie.

Nous espérons bien qu'avec les progrès de la radiographie nous arriverons à enlever les calculs peu volumineux du rein sous le contrôle de l'écran avec de très petites incisions ou même à la pince.

Pour l'instant nous devons nous servir de la pyélographie qui donne des indications fort intéressantes.

La topographie des calculs se déduit facilement de l'examen des deux radiographies successives : l'une simple, l'autre avec médium opaque. En reportant l'une sur l'autre par calque on voit exactement où se trouvent les calculs. C'est ainsi que l'on peut distinguer les pierres situées dans l'uretère, dans le bassinet, dans les calices ou dans le parenchyme rénal. On saura ainsi si l'on doit pratiquer une pyélotomie, une néphrotomie et en quel point, ou une opération combinée.

On a pu se servir de la pyélographie pour mettre en évidence le calcul en même temps qu'on obtenait l'image du bassinet et des calices ; pour cela on a employé l'injection d'oxygène qui montre le bassinet en clair et fait ressortir le calcul en sombre. Mais j'avoue ne pas aimer beaucoup les injections gazeuses dans le bassinet, et je n'ai utilisé que les substances opaques, d'abord le collargol et aujourd'hui le bromure de sodium.

La pyélographie permet encore de se rendre compte de l'état exact du bassinet et des calices. Ceux-ci peuvent n'être pas dilatés mais au contraire moulés sur le calcul ; le liquide opaque glisse avec difficulté entre le calcul et la paroi et on n'obtient qu'une ombre peu différente d'un bassinet normal.

Plus souvent il y a dilatation du bassinet et des calices d'origine inflammatoire ou mécanique. Il en résulte que la forme de ces cavités est irrégulière ; la dilatation porte le plus souvent sur les calices isolés, rarement sur le bassinet seul, assez souvent sur le bassinet et les calices.

La dilatation d'origine inflammatoire est la plus fréquente, mais il existe aussi des dilatations mécaniques, c'est-à-dire des hydronéphroses vraies portant soit sur tout l'appareil pyélo-caliculaire, soit sur un grand calice et ses branches, soit sur un petit calice isolé.

Les résultats fournis par la pyélographie sont fort importants dans les cas où se pose le problème de la néphrectomie. Chez des sujets ayant une constante médiocre, un fonctionnement du rein opposé pas très bon, la pyélographie montrera la possibilité ou l'inutilité d'un traitement conservateur, une grosse poche avec peu de parenchyme restant justifiera la néphrectomie si l'examen des fonctions rénales autorise cette opération.

En résumé, la pyélographie nous permet dans des cas difficiles de confirmer ou d'infirmer le diagnostic de calcul rénal ; elle permet surtout de choisir avant l'exploration sanglante la méthode opératoire d'après la topographie des calculs et l'état du bassinet et des calices.

Calculs de l'uretère. — La nécessité de l'urétéro-pyélographie ne paraît pas aussi évidente dans les calculs de l'uretère. On possède une excellente méthode pour déterminer la nature d'une tache qu'on suppose être un calcul urétéral. C'est la radiographie stéréoscopique avec une sonde opaque. Ce procédé met à peu près à l'abri de l'erreur, mais il ne donne pas tous les renseignements que fournit l'injection opaque.

Lorsqu'on introduit une sonde dans l'uretère, celle-ci peut buter contre le calcul et la radiographie est caractéristique, ou bien la sonde passe à côté du calcul. Dans ce cas on peut encore identifier le calcul par la sonde opaque et la radiographie stéréoscopique qui montre le contact des deux objets. Mais la pyélographie donne encore mieux : elle montre au niveau du calcul un renflement de l'uretère et l'on peut même se rendre compte que le calcul est central, ou latéral, diverticulaire.

Si la sonde n'a pas pu passer à côté du calcul, le liquide peut quelquefois remonter au-dessus ou bien au contraire il reflue dans la vessie, ce qui montre que le calcul est oblitérant.

Un cas fort intéressant pour le diagnostic et qui a été observé plusieurs fois, c'est la présence d'un ou plusieurs calculs mobiles dans un uretère très dilaté au-dessus d'un rétrécissement. Si on pénètre avec une sonde opaque au milieu de ces calculs, il peut sembler qu'il s'agisse de faux calculs parce qu'ils ne sont pas au contact de la sonde ; mais si l'uretère est rempli de substance opaque on voit que son ombre très large couvre entièrement les calculs.

C'est surtout l'état de l'uretère et du bassinet au-dessus du calcul que la pyélographie peut seule nous faire connaître ; en général les calculs situés à la partie supérieure de l'uretère ne s'accompagnent pas d'une dilatation en amont très considérable. Il n'en est pas de même pour les calculs de l'extrémité inférieure de l'uretère (intra-muraux ou pelviens). L'uretère est parfois très dilaté, mais cette dilatation va en s'atténuant de bas en haut et le bassinet n'y participe pas ou très peu ; il y a toutefois des exceptions et on a pu voir tout l'appareil urétéro-pyélique dilaté. D'ailleurs, et le cas que j'ai rapporté au début de ce chapitre en est un exemple, il peut arriver que la malformation soit antérieure au calcul : rétrécissement de l'uretère avec urétéro-hydronéphrose sus-jacente. Lorsqu'un calcul séjourne depuis assez longtemps dans l'uretère il est bon de rechercher quel est l'état de l'appareil urinaire en amont. Chez une malade à qui j'ai cherché en vain à enlever un calcul de l'uretère par les voies naturelles j'ai voulu voir au bout de quelque temps s'il n'y avait pas de dilatation sus-jacente : la pyélographie m'a montré un appareil normal, le calcul était latéralisé, non oblitérant.

Sans avoir une importance aussi grande que dans la lithiase rénale, on voit que dans les calculs de l'uretère la pyélographie n'est pas dénuée d'intérêt et qu'elle peut rendre service dans certains cas.

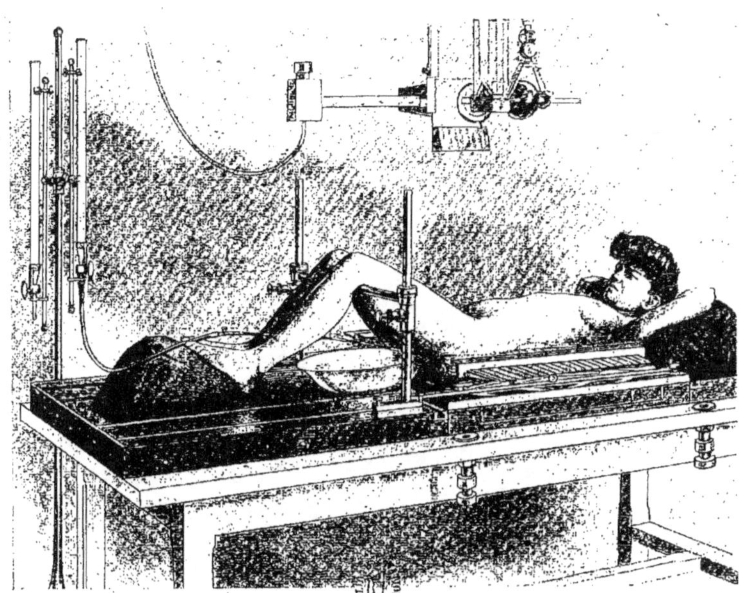

FIGURE 1.

La malade est couchée sur le dos, les jambes fléchies. Elle est maintenue immobile par l'appareil de Contremoulins. La sonde urétérale est poussée jusque dans le bassinet (tracé en pointillé). On voit dans le coin à gauche l'appareil à pyélographie dont une burette seulement est en fonction. L'ampoule est placée au-dessus de la malade, la plaque glissée dessous.

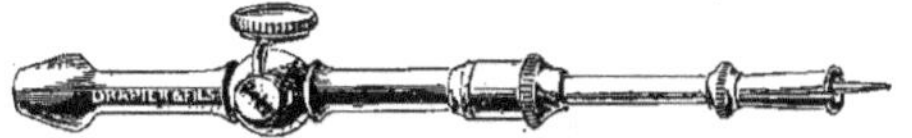

FIGURE 2.

Canule pour la pyélographie (PAPIN).

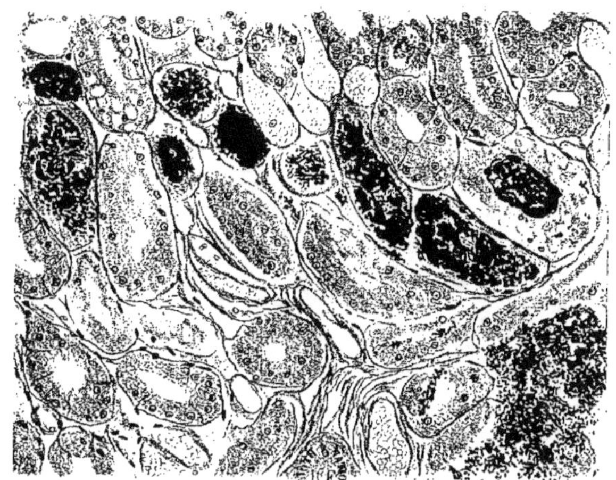

Figure 3.

Expériences personnelles (Papin et Verliac).
Chien : injection de collargol dans l'uretère. Le collargol a rempli un certain nombre de tubes ; en bas et à droite, il s'est infiltré dans le tissu intertubulaire après rupture d'un tube.

Note. — Les expériences faites par nous avec le collargol n'ont jamais été publiées ; elles concordent avec les données des auteurs et nous semblent sans grand intérêt puisque nous avons renoncé au collargol.

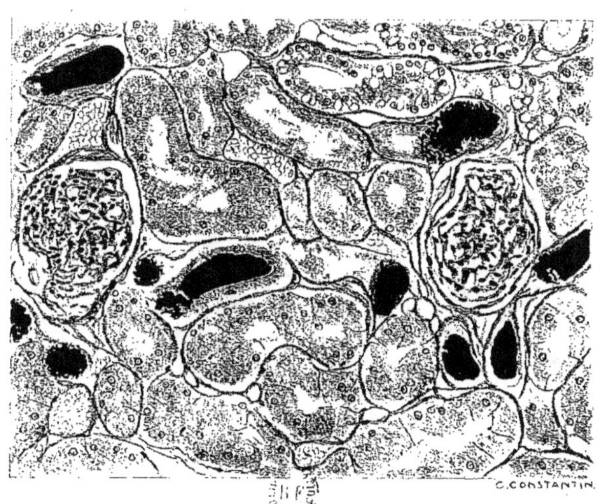

Figure 4.

Expériences personnelles (Papin et Verliac).
Coupe montrant l'ascension du collargol non seulement dans les tubes excréteurs, mais aussi dans les tubes contournés.

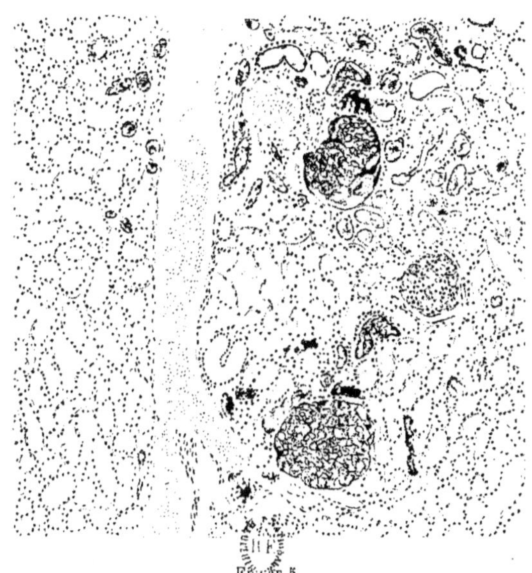

FIGURE 5.

Expériences personnelles (PAPIN et VERLIAC).

Injection de collargol dans l'uretère d'un chien. La coupe montre l'ascension du collargol dans les tubes
et jusque dans certaines cavités glomérulaires.

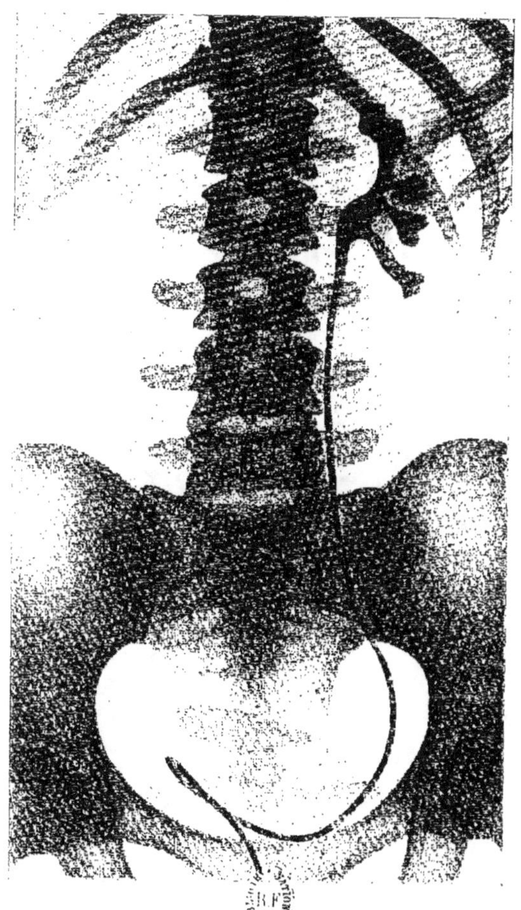

FIGURE 6.

Femme 22 ans. — Bassinet normal de type ramifié.

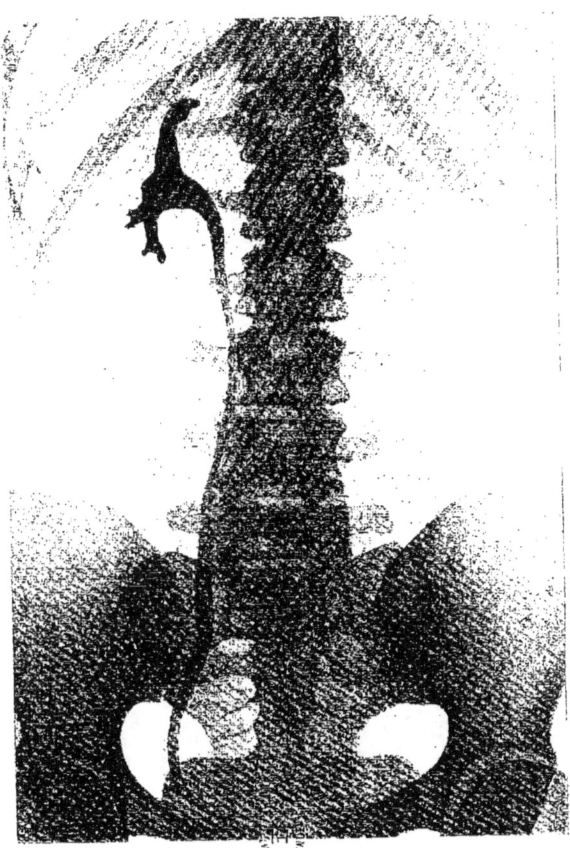

FIGURE 7.

Femme 24 ans. — Douleurs à gauche. Bassinet normal sans dilatation.

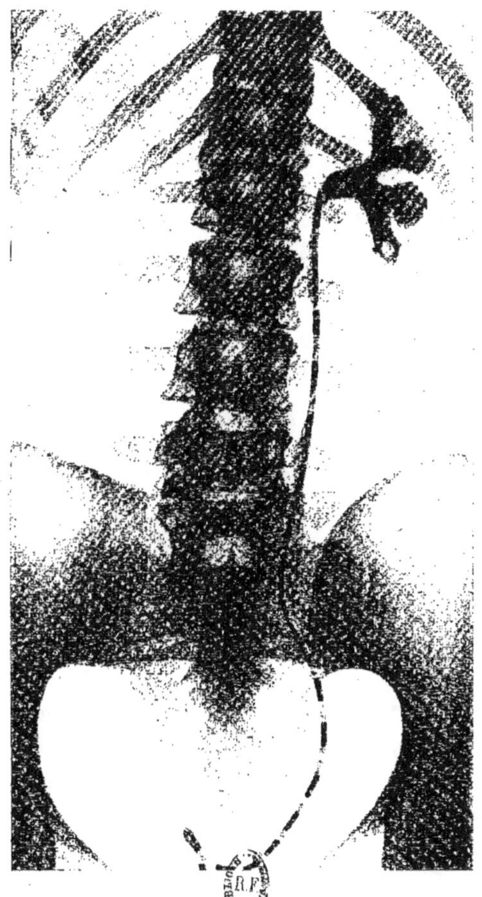

Figure 8.

Bassinet normal.

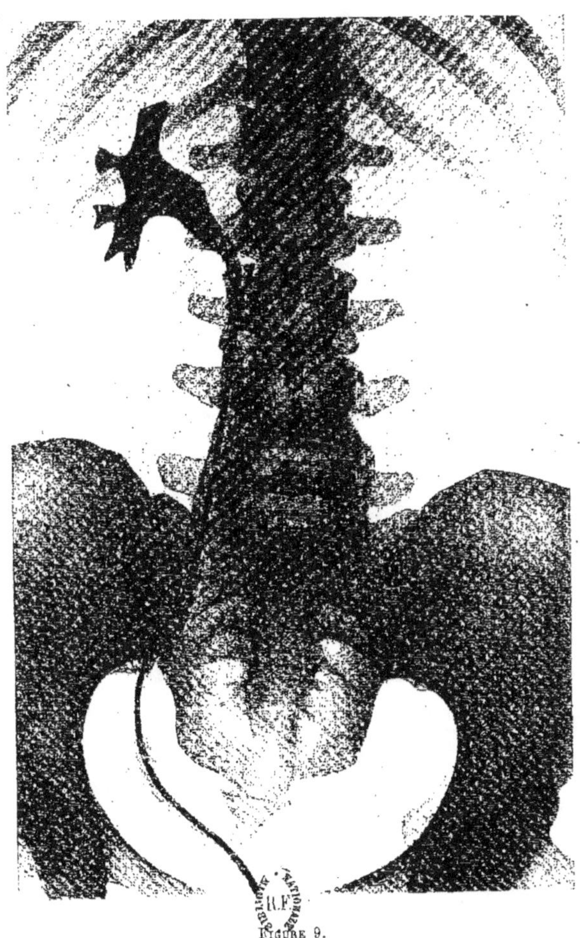

FIGURE 9.

Femme 30 ans. — Bassinet avec légère dilatation. Gros uretère un peu atonique. Lavage du bassinet
pour pyélite légère.

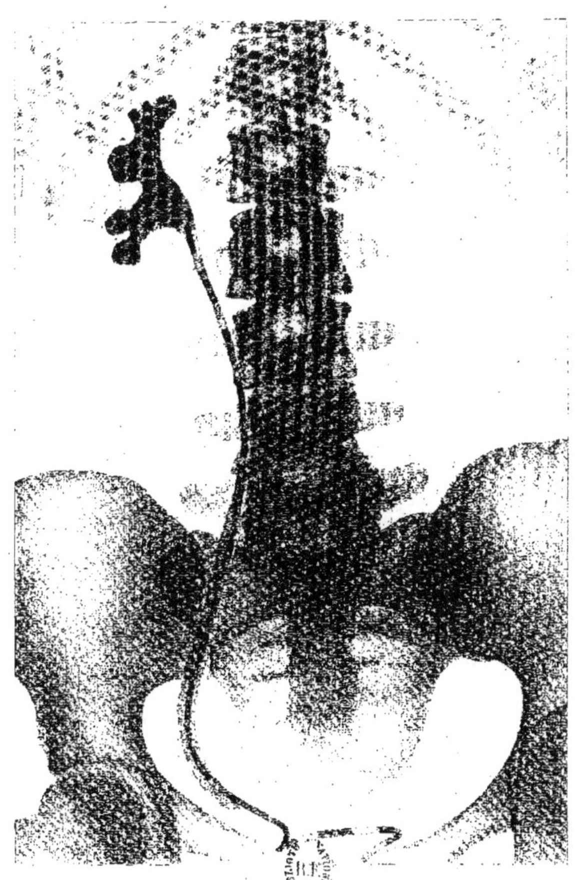

FIGURE 10.

Femme 36 ans. — Bassinet normal.

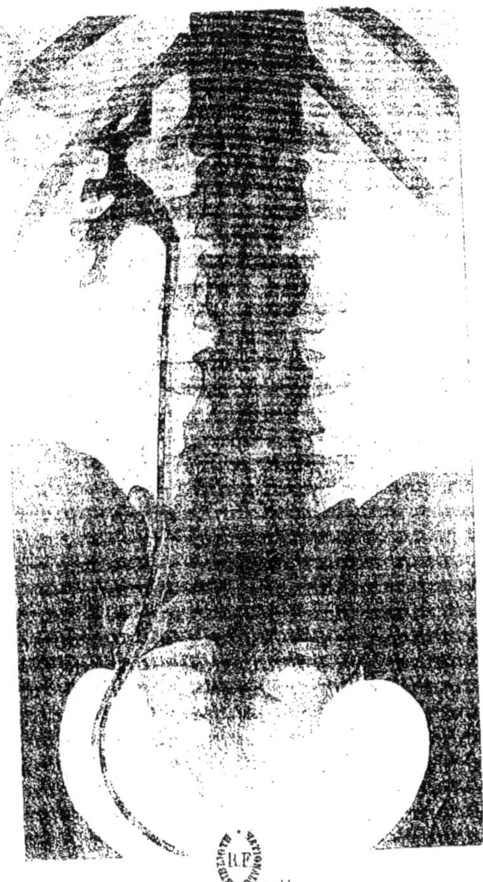

FIGURE 11.

Femme 41 ans. — Bassinet normal.

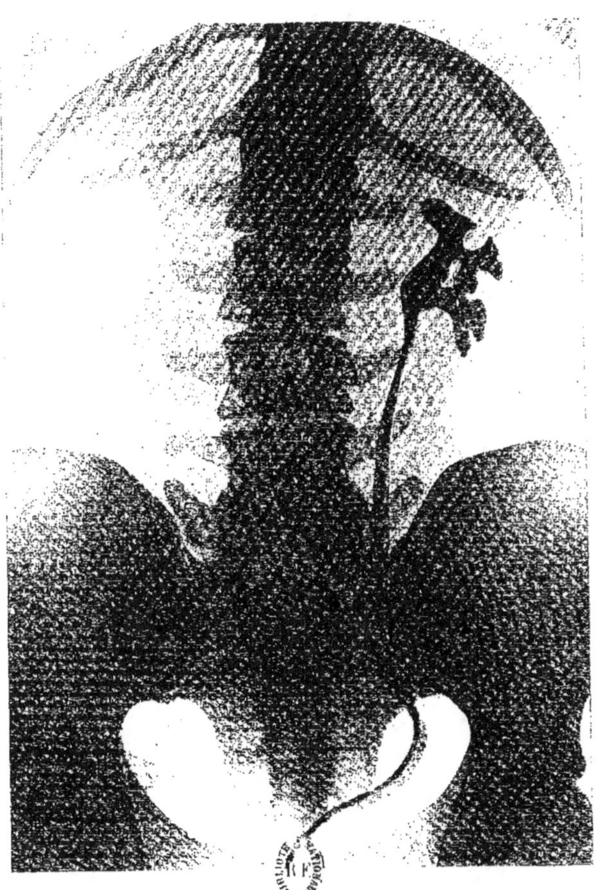

FIGURE 12.

Homme 50 ans. — Bassinet normal.

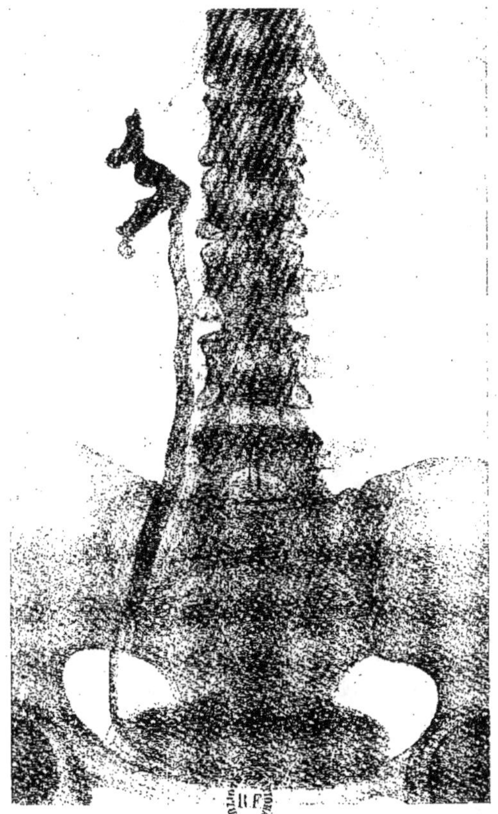

FIGURE 13.

Femme 34 ans. — Uretère dilaté. Bassinet petit, bifurqué, non dilaté. Noter l'espèce de coudure à l'union du bassinet et de l'uretère. Cette femme avait des crises douloureuses graves sans qu'il y ait de lésions apparentes. Expectative.

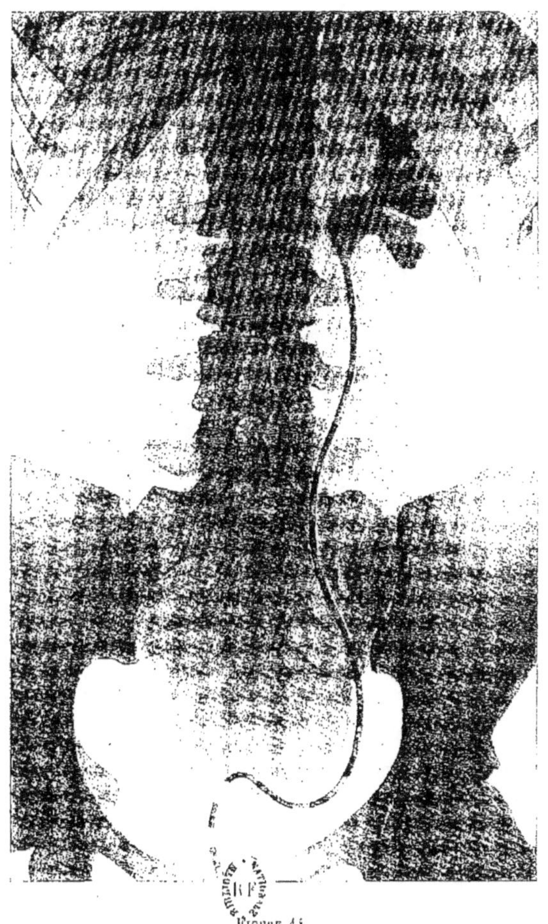

Figure 14.

Femme 40 ans. — Bassinet présentant une légère dilatation. Renflement du bord interne.
Quelques calices renflés en massue.

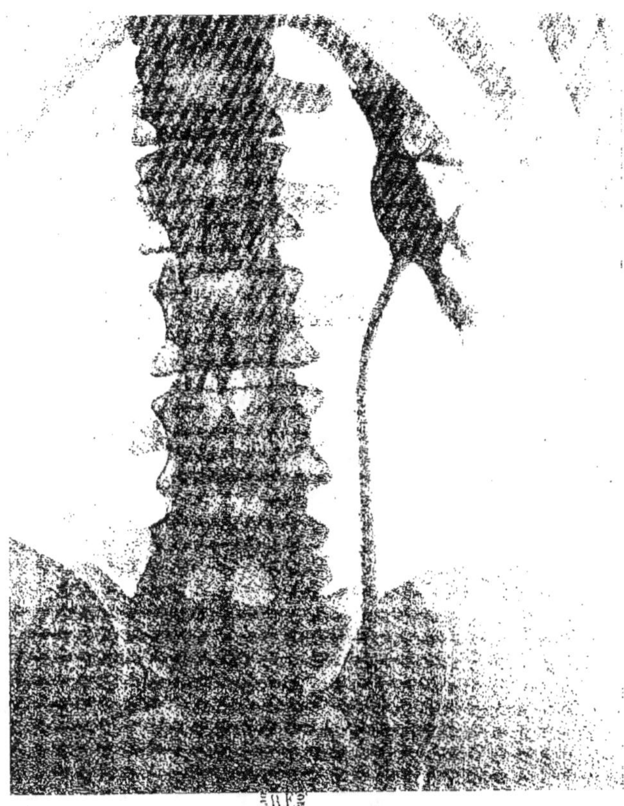

FIGURE 13.

Bassinet en T de forme allongée. Les deux grands calices sont dans le prolongement l'un de l'autre.
L'uretère inséré au milieu.

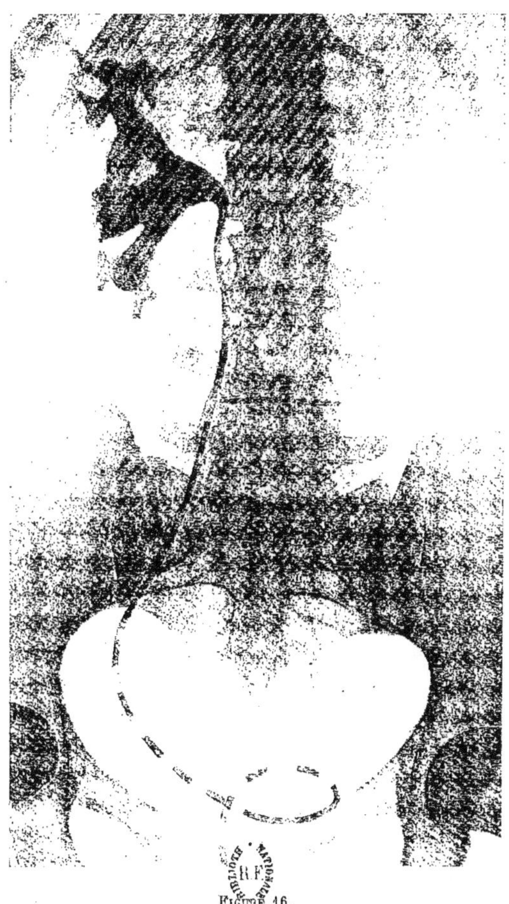

FIGURE 16.

Méga-bassinet. — Ce bassinet, bien que peu dilaté, est de dimensions inusitées. Il occupe la hauteur de trois corps vertébraux, soit 12 centimètres, hauteur d'un rein normal entier. Ce n'est pas un rein unique : il y avait un rein du côté opposé.

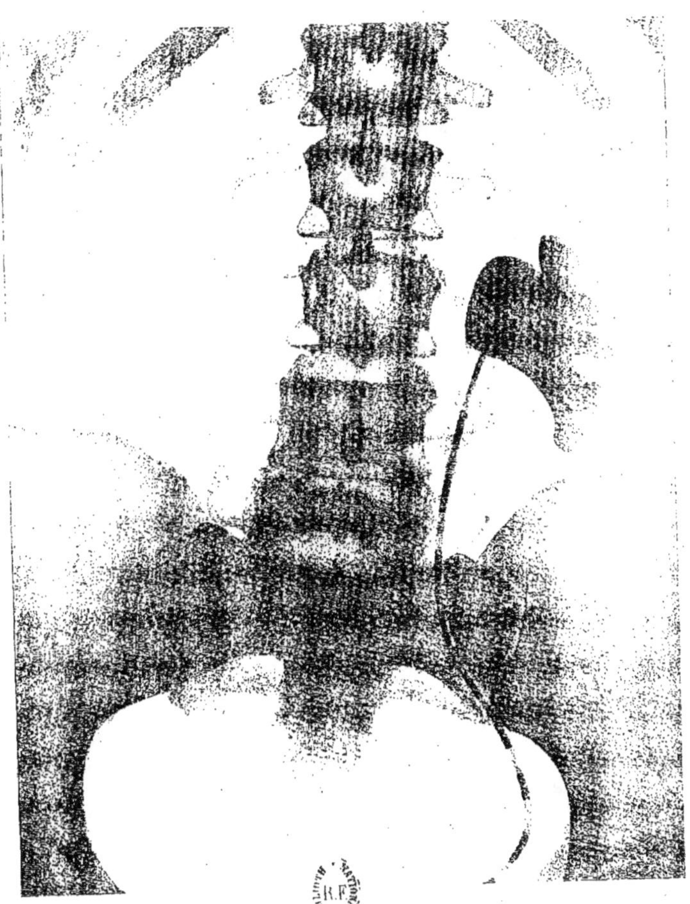

FIGURE 17.

Petite hydronéphrose.

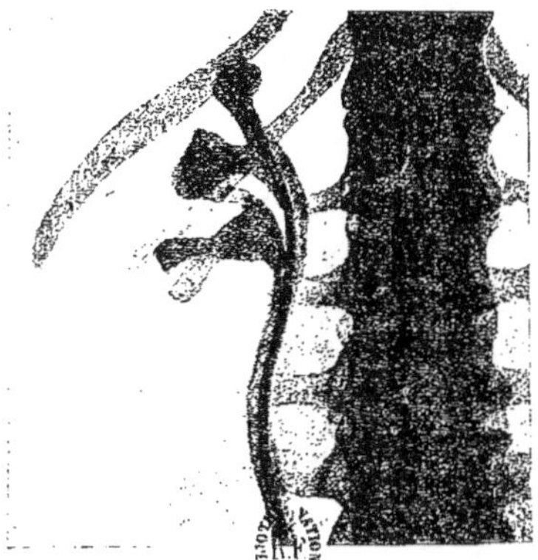

Figure 18.

Petite hydronéphrose très douloureuse. Le rein opposé avait été enlevé par néphrectomie pour crises douloureuses violentes. Celles-ci recommencèrent sur le rein restant. La pyélographie montra ce bassinet ramifié avec calices terminés en massue. Il fallut faire une néphrostomie de ce rein unique qui seule put calmer les douleurs (prof. Legueu).

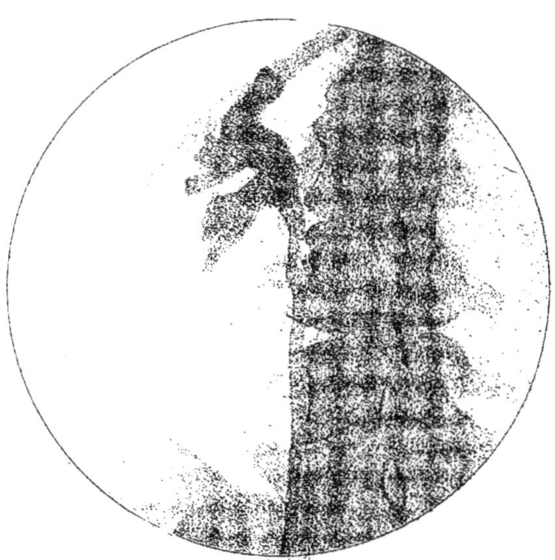

Figure 19.

Petite hydronéphrose avec calices déformés et allongés.

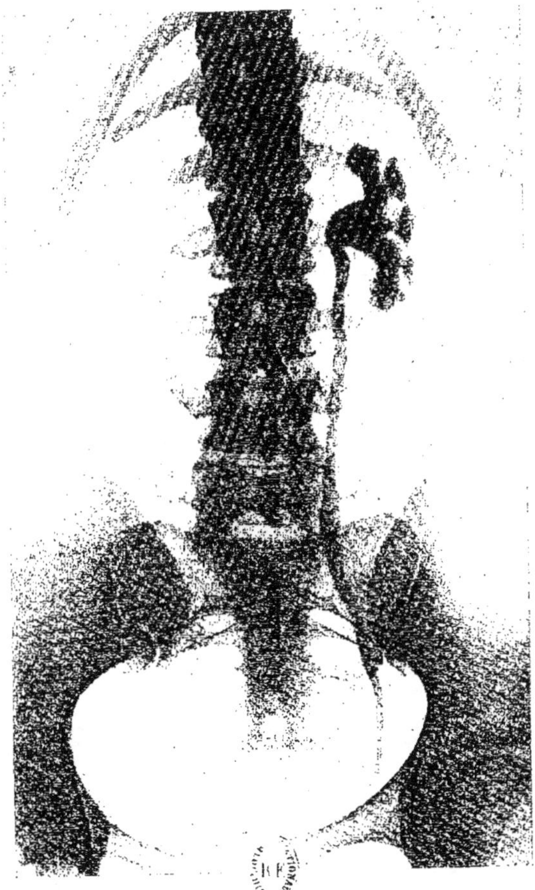

Petite hydronéphrose droite chez une femme de 41 ans. Douleurs, infection légère, lavages du bassinet.

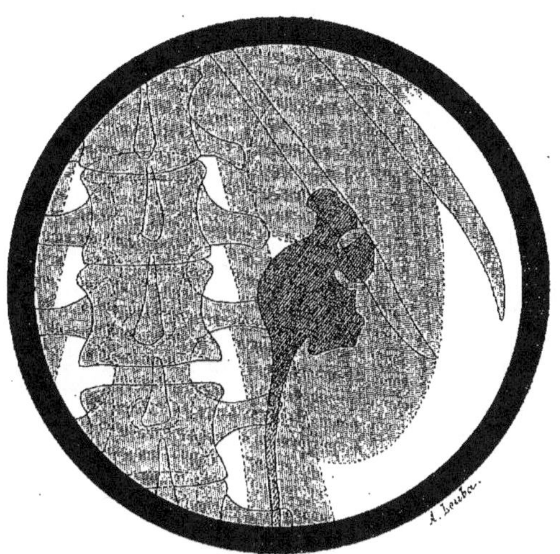

Fig. 21.

Petite hydronéphrose. — Bassinet de forme ampullaire. Rein droit en position normale. Crises douloureuses répétées. Il n'y a pas lieu de faire une néphropexie. La néphrectomie seule est possible et a été pratiquée à la demande de la malade.

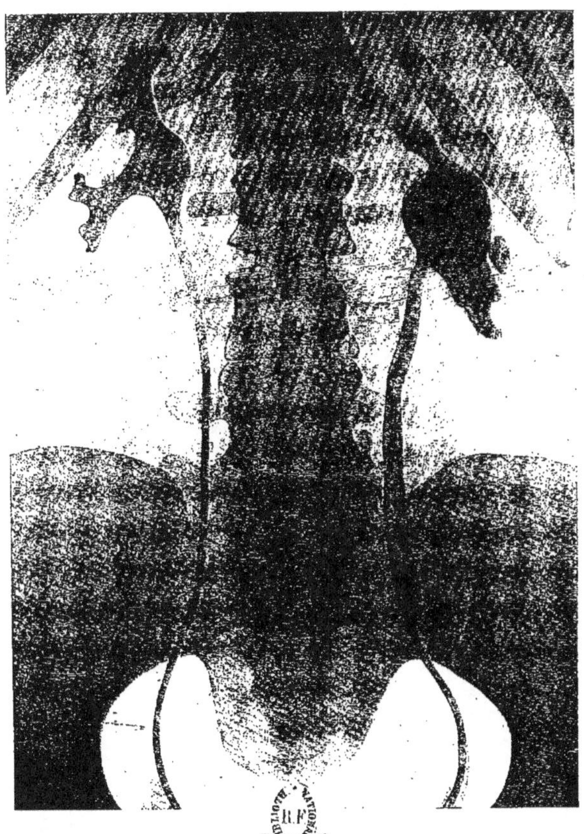

Figure 22.

Dilatation des deux bassinets. A droite gros bassinet ampullaire avec insertion haute de l'uretère. A gauche, bassinet assez grand mais bien formé. Il est remarquable que le côté gauche était le plus douloureux. Aucune intervention.

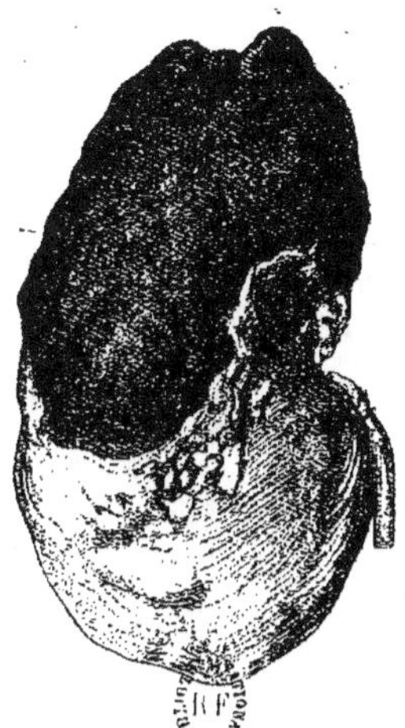

Figure 23.

Petit rein douloureux avec surface granuleuse et incisives. Une partie de la surface est dépouillée de sa capsule. La pyélographie a montré un léger degré de dilatation du bassinet.

Cette figure et les suivantes sont destinées à montrer les faibles lésions observées dans certaines petites hydronéphroses douloureuses.

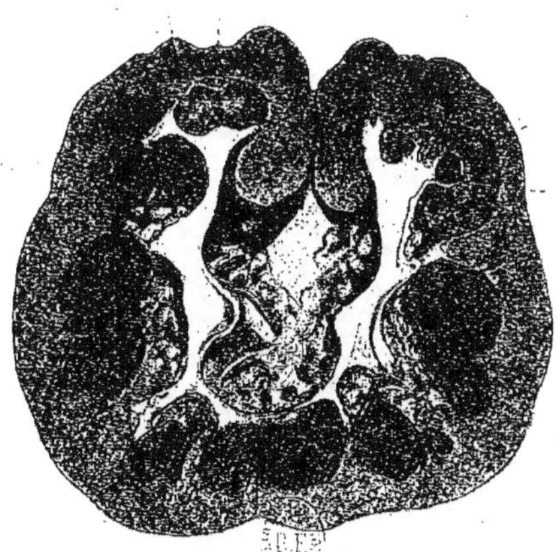

Figure 24.

Coupe du rein précédent montrant un petit bassinet et un aspect normal dans sa moitié inférieure. En haut, les calices qui débouchent dans le grand calice supérieur sont dilatés et les papilles correspondantes sont aplaties. Le parenchyme situé à ce niveau est scléreux et aminci. Il est difficile de savoir quelle est la lésion primitive : lésion pyélique ou lésion rénale parenchymateuse. Ce rein était extrêmement douloureux et fut enlevé à la demande de la malade.

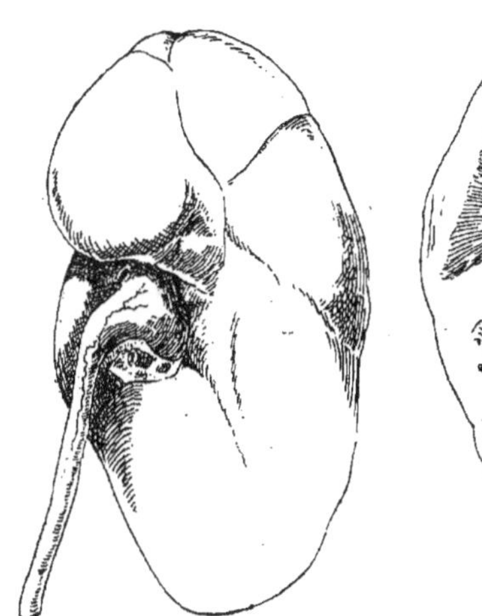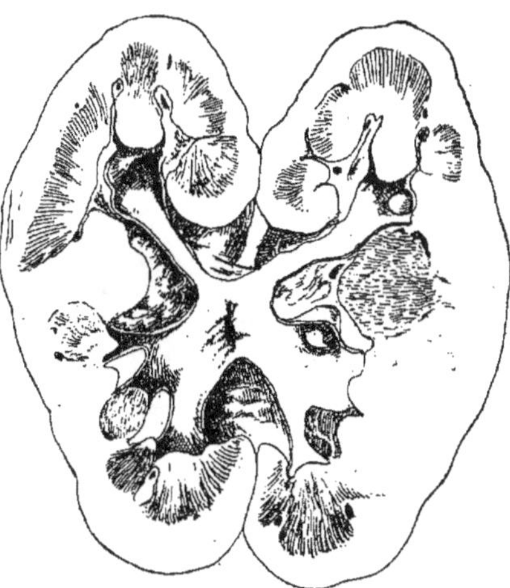

Figure 25.

Petite hydronéphrose très douloureuse. Le rein vu d'arrière est irrégulier. On voit des bosselures et des sillons congénitaux. Le bassinet n'est pas gros. La coupe montre que la dilatation porte surtout sur le grand calice supérieur dont les calices terminaux sont élargis en massue et les papilles aplaties. On voit combien sont parfois minimes les lésions qui déterminent de violentes douleurs. Cette malade, qui a guéri, a dû subir la néphrectomie pour obtenir ce résultat.

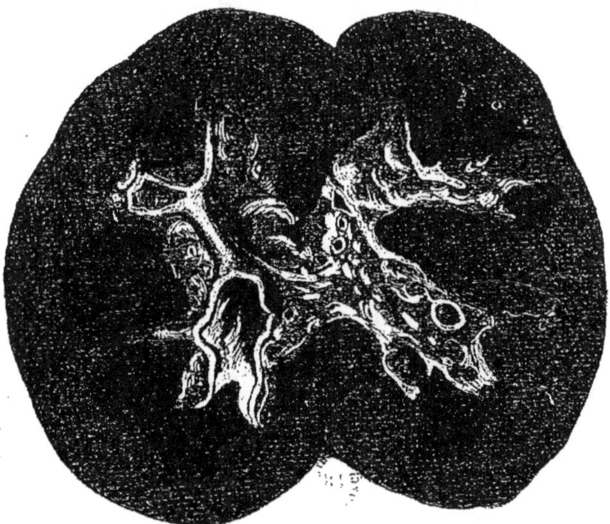

Figure 26.

Rein enlevé pour petite hydronéphrose extrêmement douloureuse. On remarquera sur la coupe la dilatation des calices qui terminent le grand calice supérieur. Des reins semblables ne peuvent être enlevés qu'à la demande expresse du malade, la pyélographie ayant montré nettement le siège de la douleur.

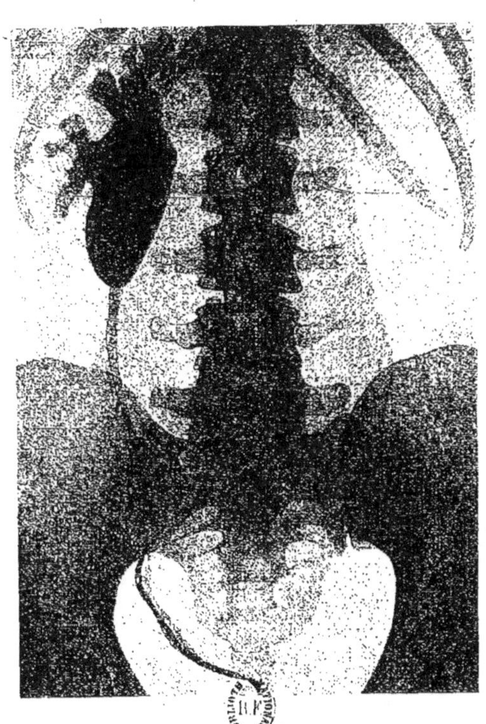

Figure 27.

Hydronéphrose congénitale chez un jeune soldat de 20 ans. Néphrectomie. Guérison (PAPIN).

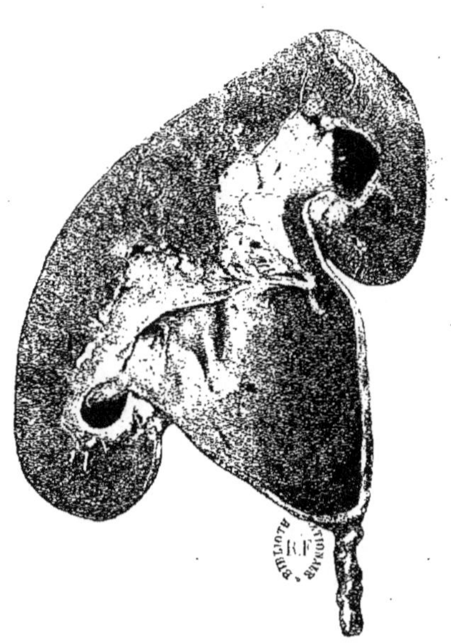

FIGURE 28.

Coupe de l'hydronéphrose de la pyélographie précédente montrant le gros sac pyélique et l'amincisse-
ment déjà considérable du parenchyme rénal.

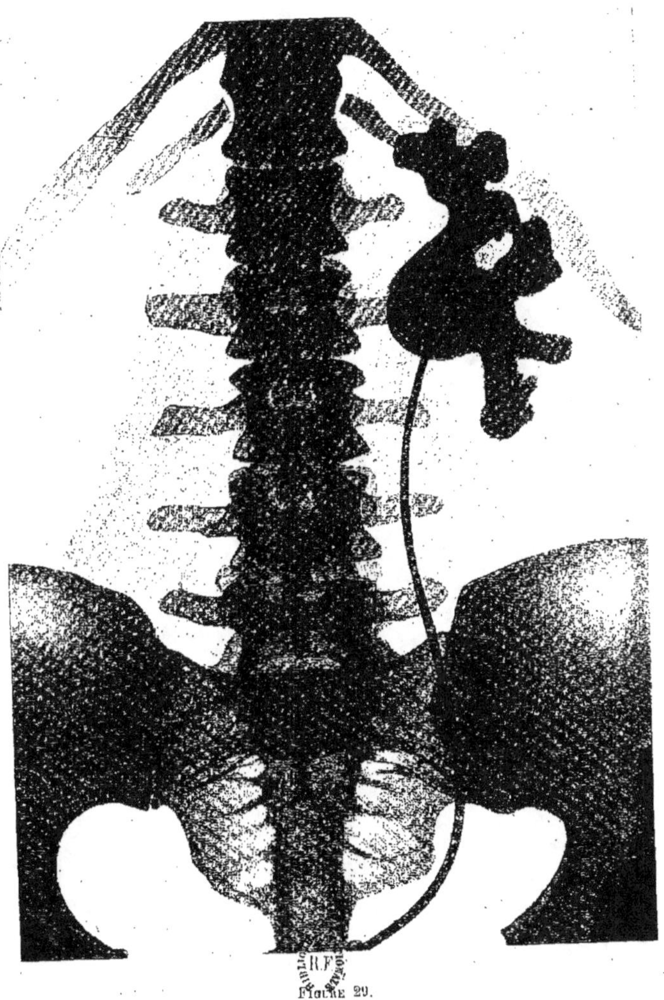

Figure 29.

Beau type d'hydronéphrose totale comprenant le bassinet et les calices. Malgré sa grosse dilatation, l'appareil excréteur du rein a conservé une forme proche de la normale. Néphrectomie. Guérison (prof. LEGUEU).

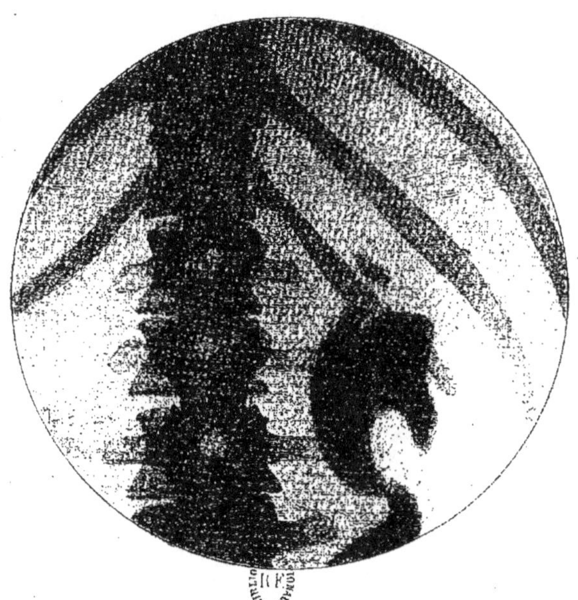

Figure 30.

Hydro-pyonéphrose droite. Cette radiographie montre seulement la partie supérieure de l'uretère et le bassinet. (Radiographie faite avec cône compresseur.)

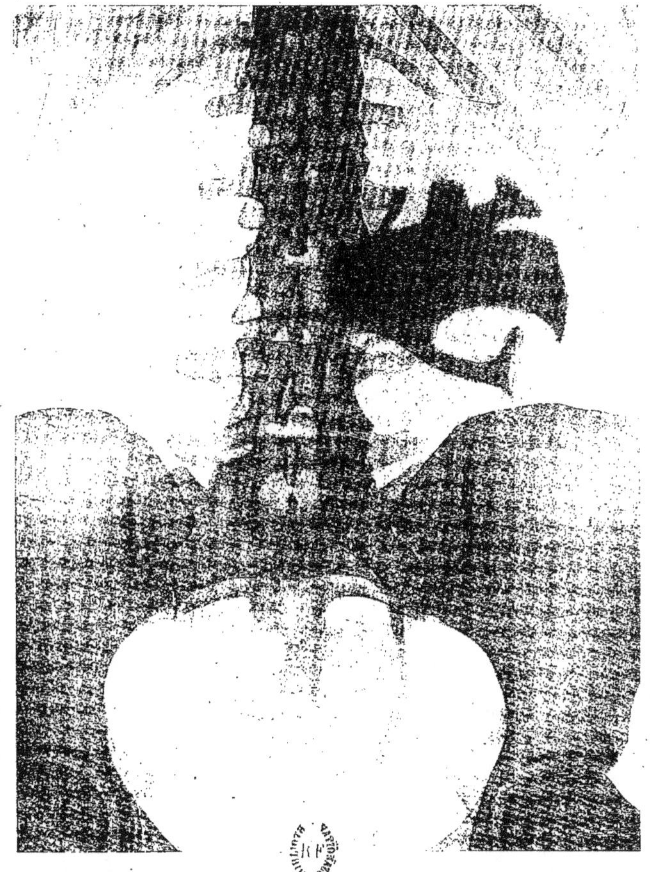

FIGURE 34.

Très grosse hydronéphrose droite. L'ombre du bassinet atteint la ligne médiane. Il est possible qu'il s'agisse d'un rein en fer à cheval. Le palper permettait de sentir à droite une masse franchissant la ligne médiane. Il n'y a pas eu de vérification opératoire, la malade réfugiée ayant quitté Paris brusquement.

7

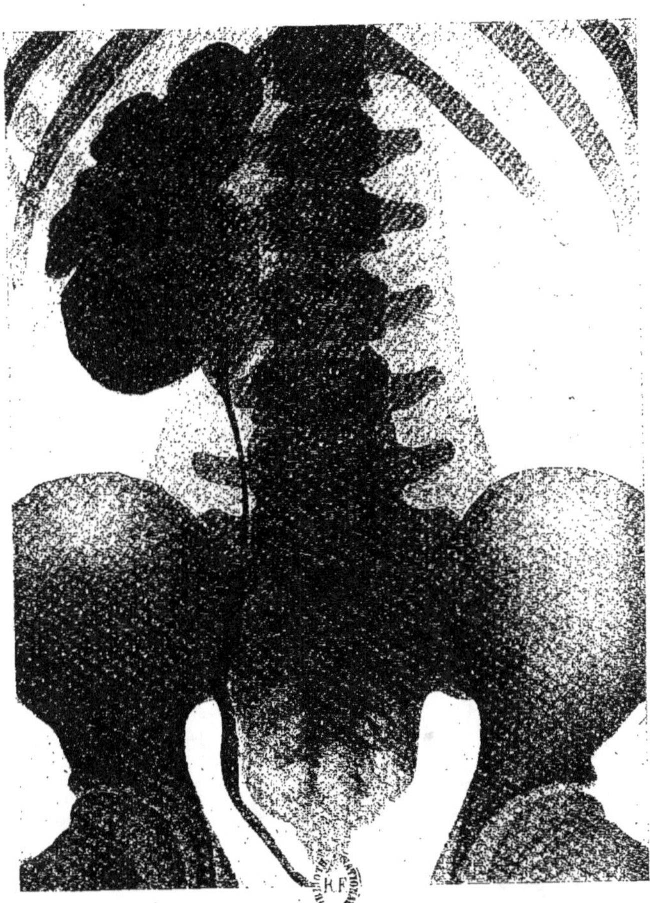

Figure 32.

Volumineuse hydronéphrose chez un enfant de 10 ans. — Cathétérisme difficile. Néphrectomie.
Guérison (Papin).

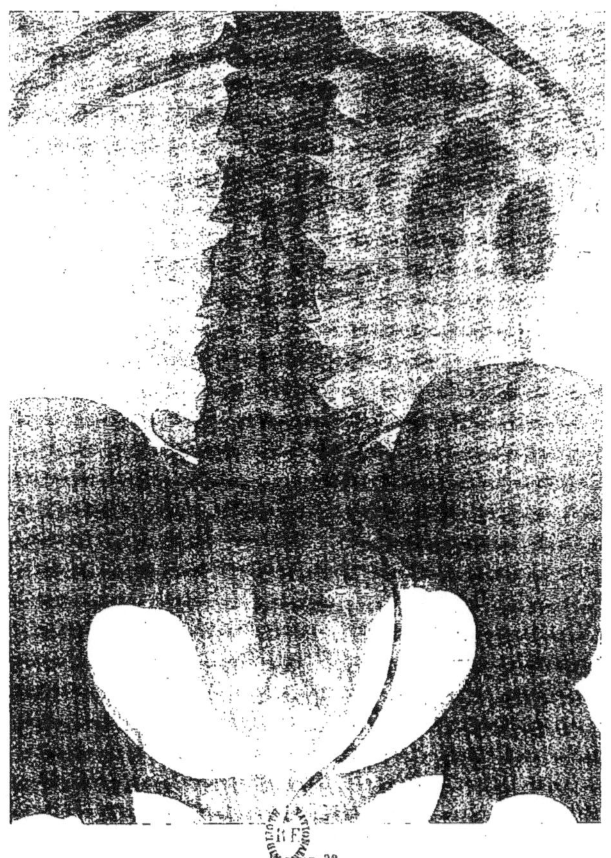

FIGURE 33.

Grosse poche d'hydro-pyonéphrose. Le cathétérisme n'a pu vider la poche, aussi on n'a pu injecter qu'une très petite quantité de liquide opaque. Il en résulte une image très floue. La néphrectomie lombaire primitive a permis d'enlever un énorme rein. Guérison (PARIS).

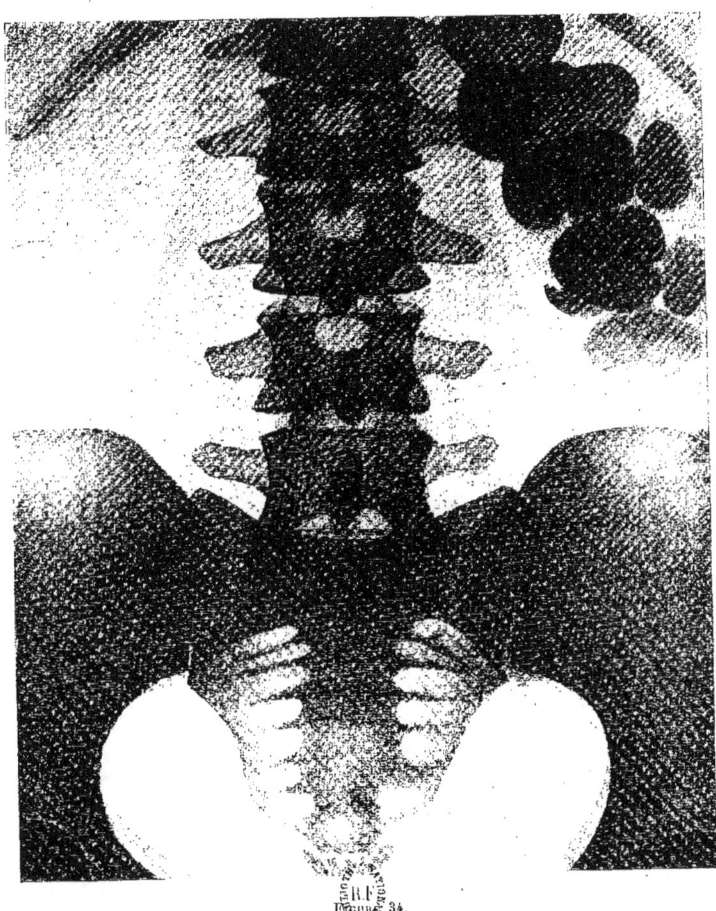

Figure 34.

Grosse poche d'hydronéphrose droite. Rein allongé et extrêmement lobulé. Les poches inférieures ont été mal vidées et restent claires. On ne voit pas l'uretère, une sonde non opaque ayant été employée par erreur.

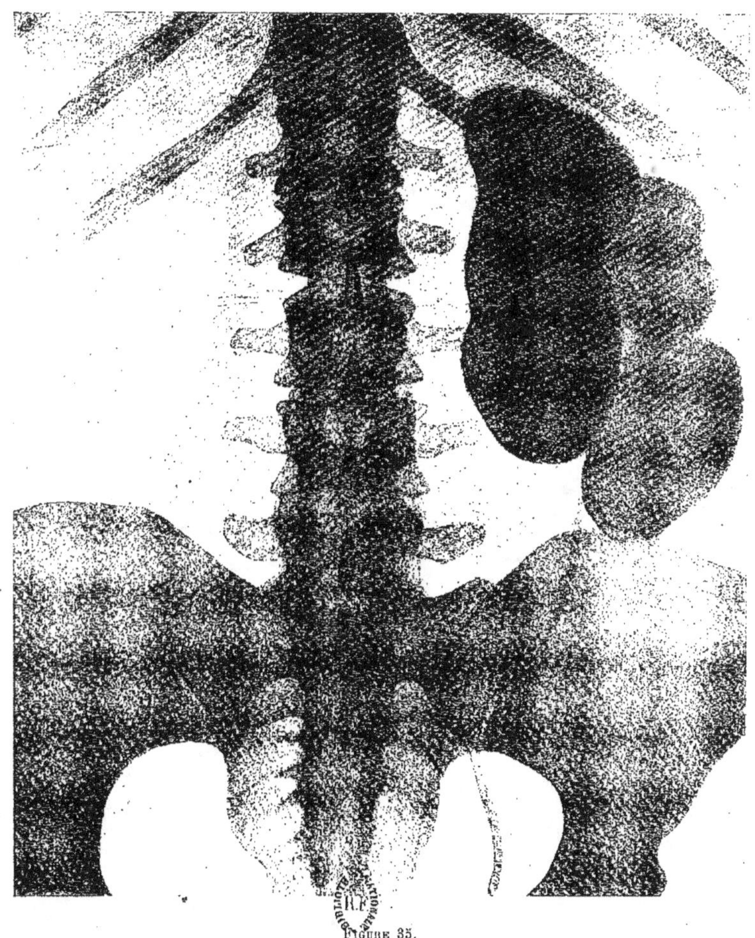

FIGURE 35.

Hydropyonéphrose volumineuse. Le cathétérisme a donné une assez grande quantité de liquide trouble purulent. La pyélographie montre une énorme poche pyélo-rénale, appréciable d'ailleurs par le palper abdominal. Néphrectomie primitive. Guérison *per primam* sans drainage (PAPIN).

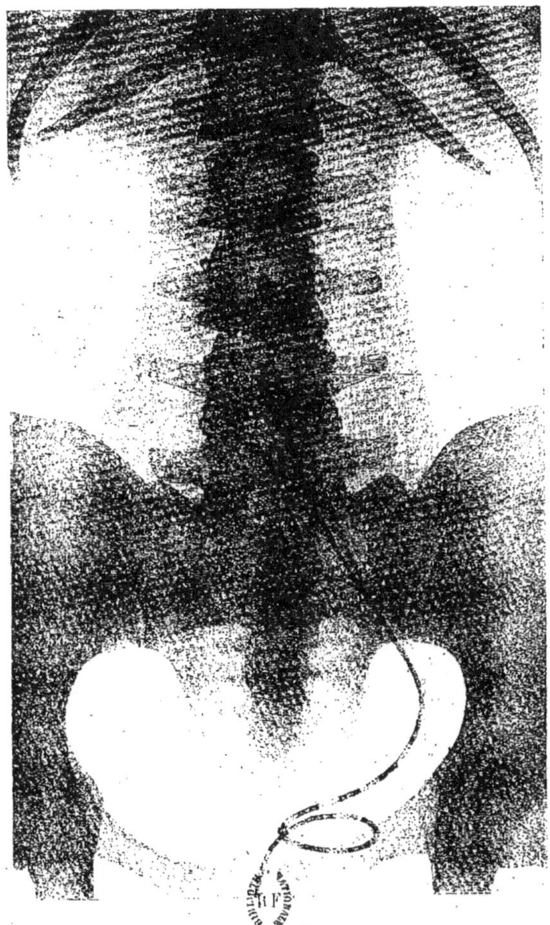

FIGURE 36.

Malade en crise de rétention rénale droite. On sent une grosse tumeur qui remplit le flanc droit. La sonde urétérale est arrêtée au collet de l'uretère et le liquide opaque, après avoir distendu l'uretère, retombe dans la vessie.

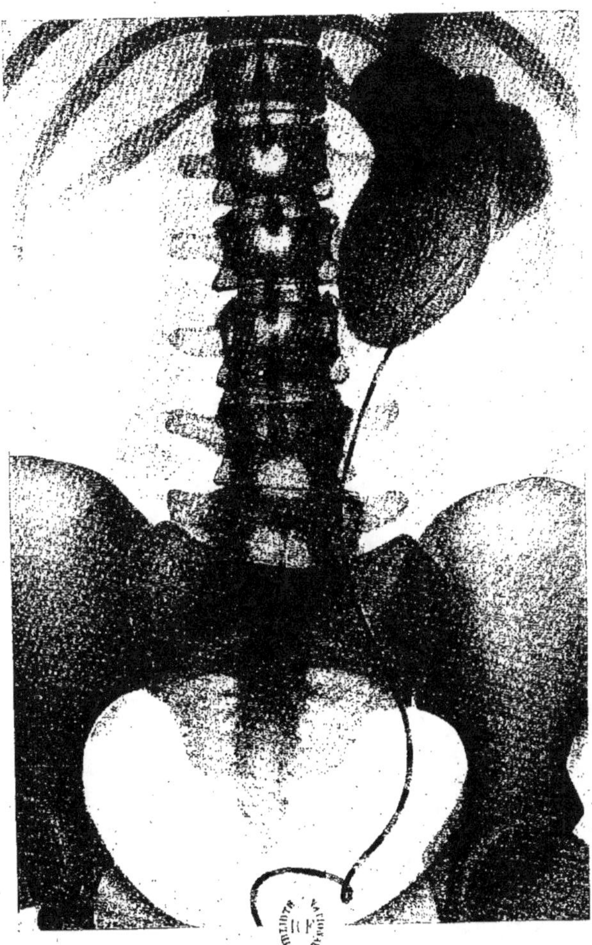

FIGURE 37.

La même hydronéphrose pyélographiée après la crise. Le rein a regagné sa loge. La sonde a pu pénétrer dans le bassinet et le liquide injecté a rempli l'énorme poche formée par le bassinet et les calices dilatés.

Cette double expérience démontre bien la fermeture de la poche hydronéphrotique pendant les crises douloureuses.

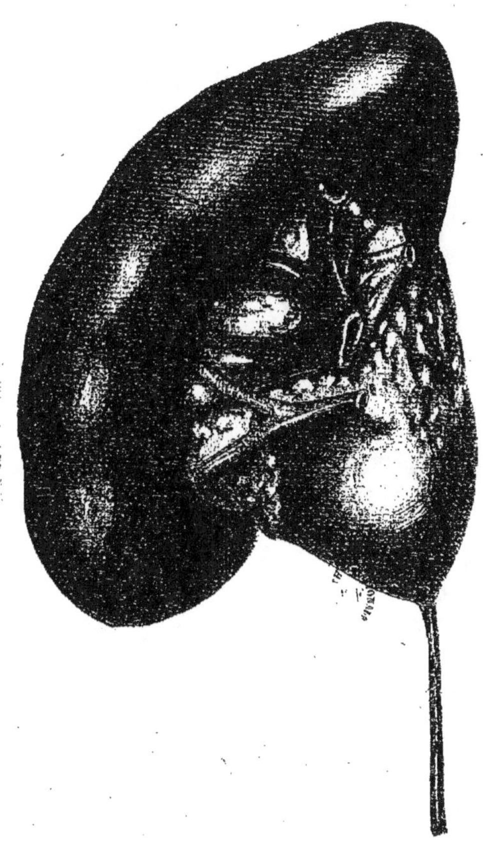

FIGURE 38.

Aspect de l'hydronéphrose précédente enlevée par néphrectomie lombaire. Guérison (PARIS).

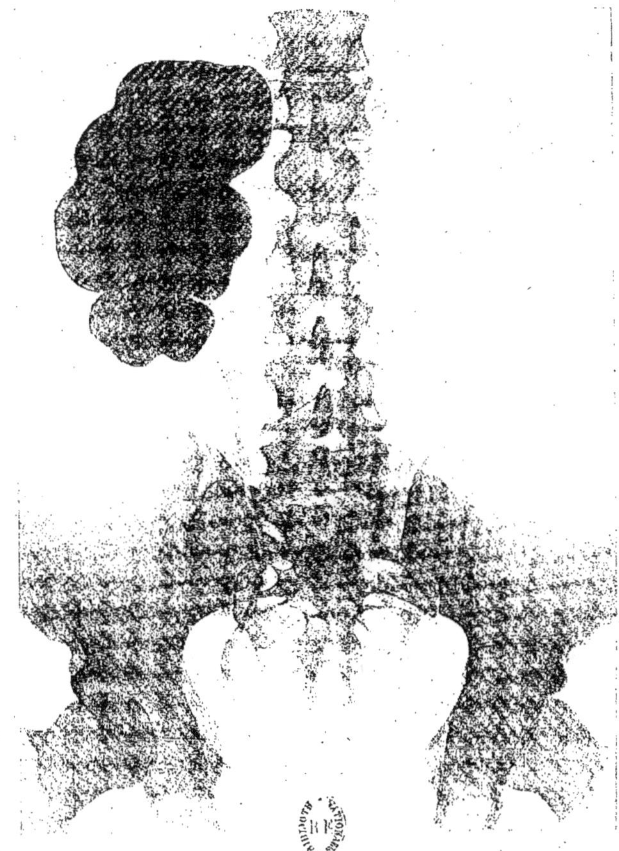

Figure 39.

Volumineuse hydronéphrose gauche. Type de sac rénal. Remarquer que l'uretère a conservé son volume normal.

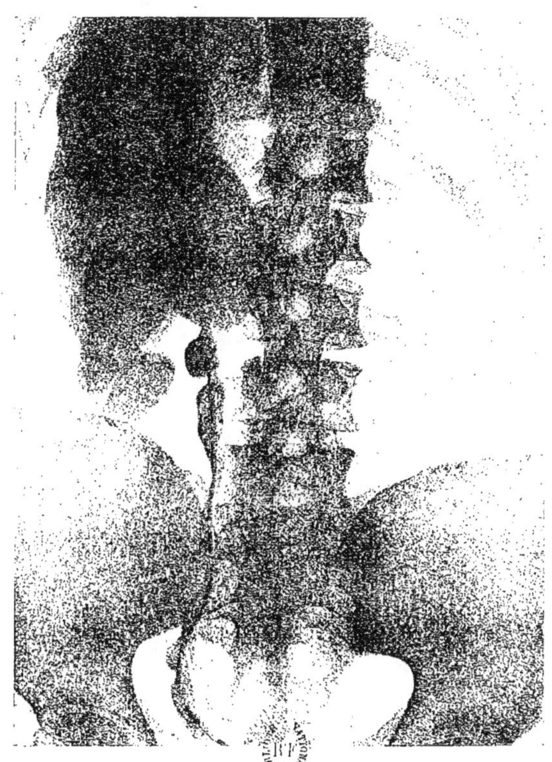

Énorme hydronéphrose gauche avec dilatation de l'uretère en chapelet. Alternance de poches et de rétrécissements. Néphro-urétérectomie. Guérison (prof. LEGUEU).

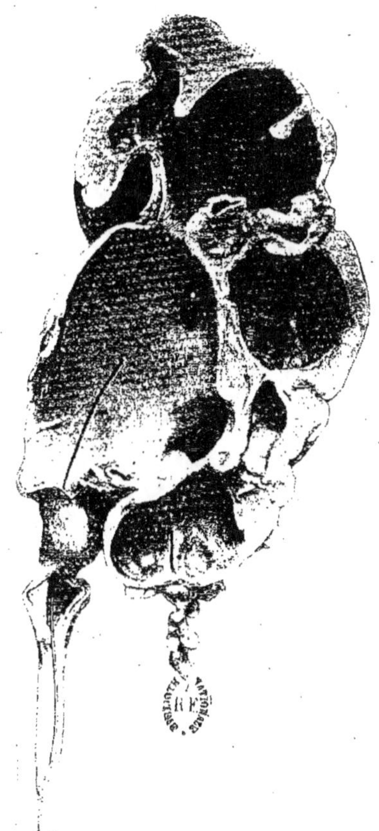

Figure 41.

Coupe de l'hydronéphrose de la figure précédente. On voit les poches des calices et du bassinet et les bosselures successives de l'uretère séparées par des diaphragmes avec pertuis très mince où passe seulement la filiforme.

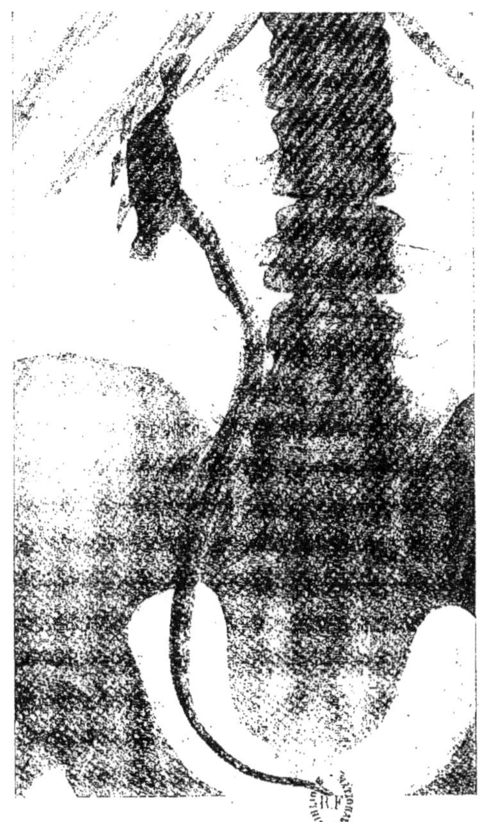

FIGURE 42.

Dilatation pyélo-urétérale. Le bassinet ampullaire reçoit ses petits calices tout le long de son bord externe. L'uretère inséré en T est dilaté sur toute sa longueur (atonie de l'uretère). Urétéro-pyélite. Lavages du bassinet.

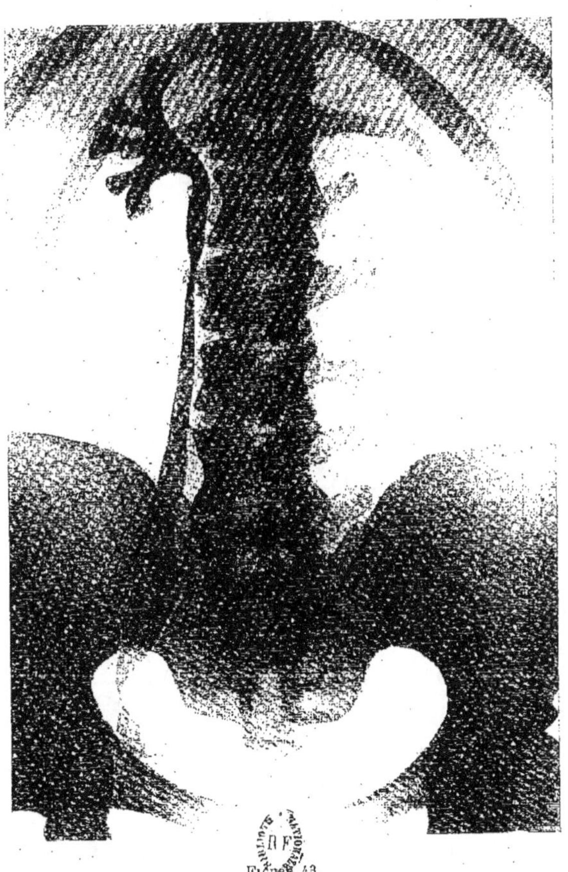

Figure 43.

Malformation congénitale de l'uretère avec isthmes et fuseaux exagérés. Bassinet faiblement dilaté.

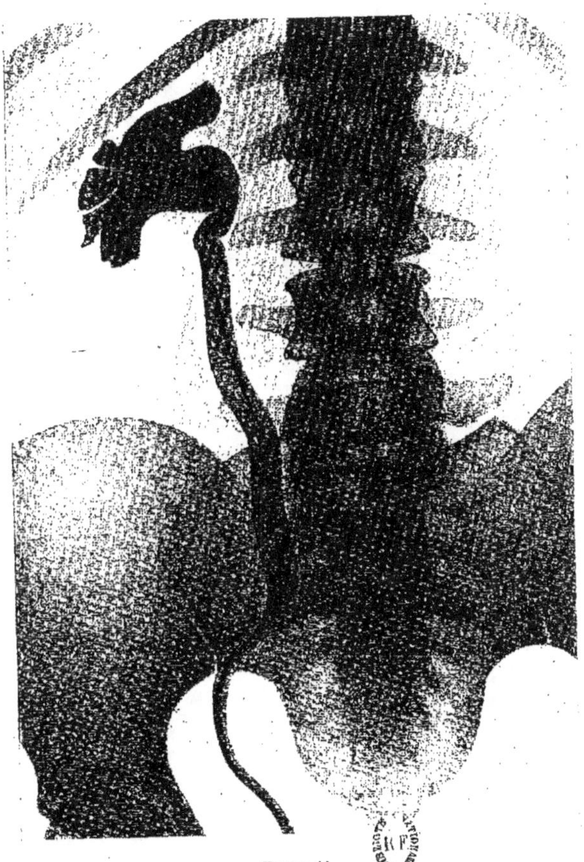

Figure 44.

Urétéro-hydronéphrose infectée. Dilatation de l'uretère surtout marquée dans ses deux tiers supérieurs.

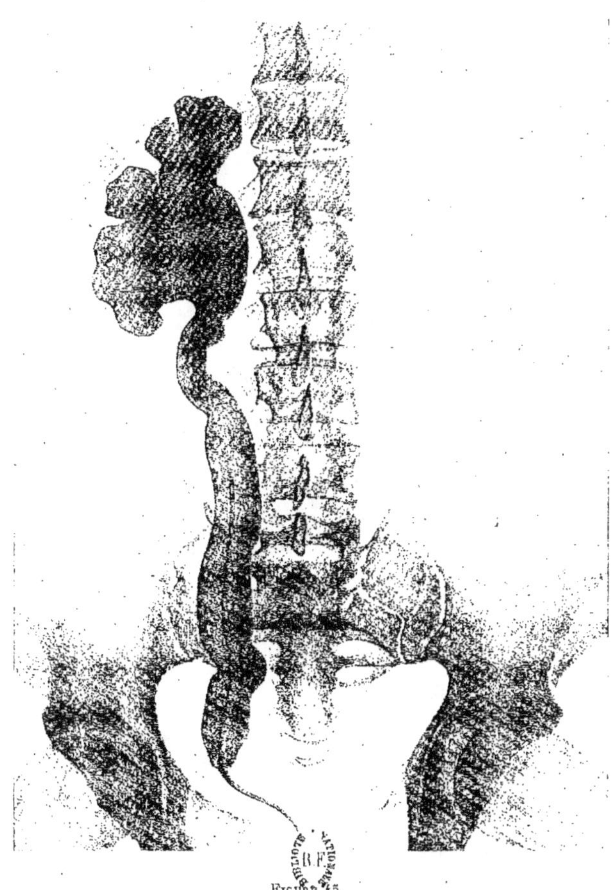

FIGURE 45.

Très grosse dilatation de tout l'appareil excréteur à gauche au-dessus d'un rétrécissement de l'uretère. Rétrécissement d'ailleurs peu serré puisqu'il a permis l'introduction d'une petite sonde opaque dont l'ombre remonte jusqu'au bord supérieur de la 4e lombaire.

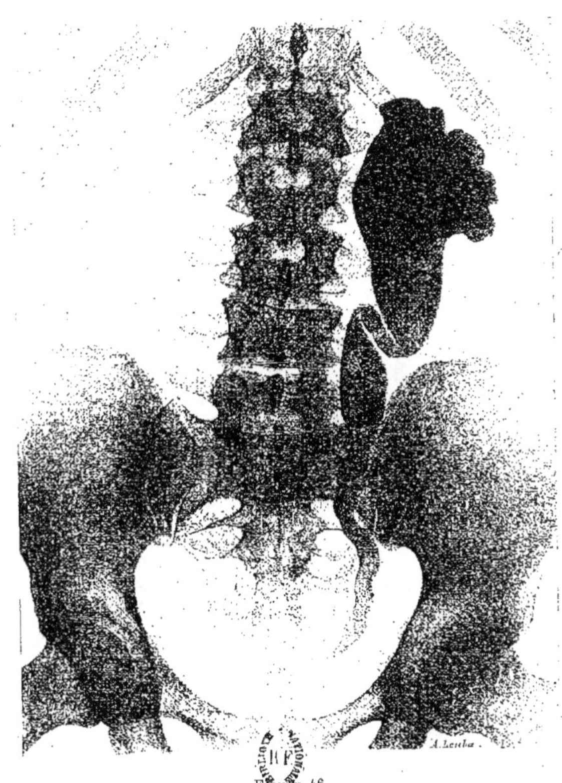

Figure 46.

Rétrécissement de l'extrémité inférieure de l'uretère sans dilatation kystique. Dilatation de l'uretère et du bassinet au-dessus. Néphro-urétérectomie.

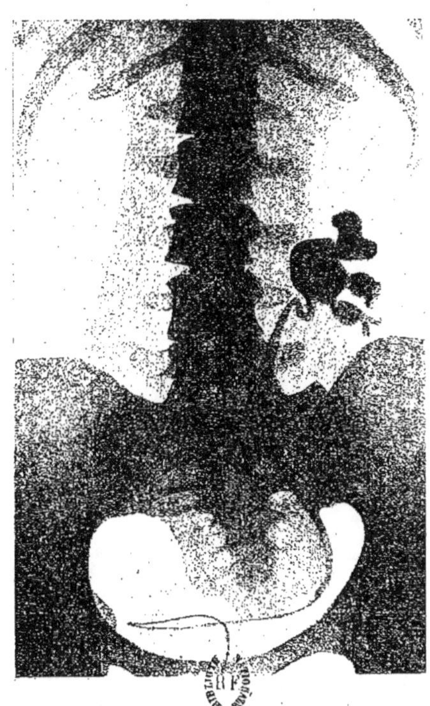

Rein mobile avec dilatation du bassinet et plissement de l'uretère en accordéon. Néphropexie par lambeaux capsulaires (Papin). Le résultat fonctionnel est bon malgré la dilatation déjà marquée du bassinet.

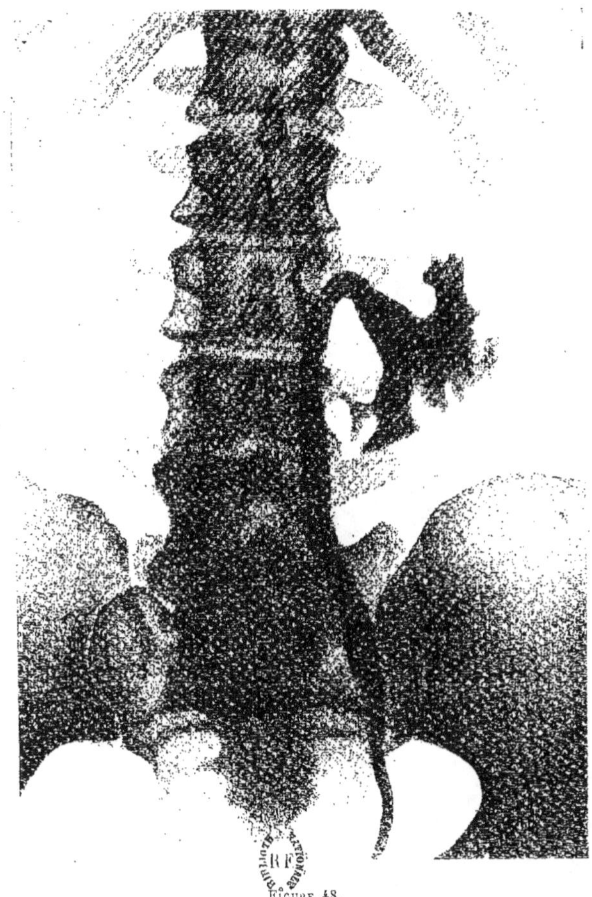

FIGURE 48.

Rein mobile avec coudure de l'uretère. Le bassinet dilaté a son grand axe oblique en bas et en dedans. Il y a dilatation atonique de tout l'appareil excréteur y compris l'uretère. Néphropexie.

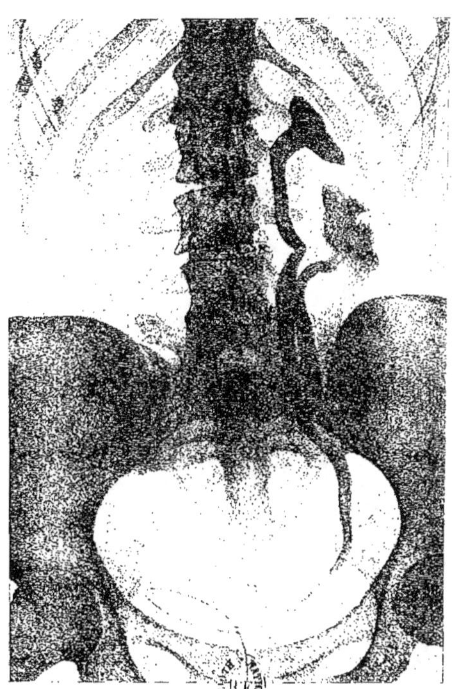

FIGURE 49.

Uretère bifide. — Douleurs du rein droit. La pyélographie montra la bifidité de l'uretère, mais les deux bassinets étaient dilatés, il n'était pas possible de faire autre chose qu'une néphrectomie totale. Guérison complète (prof. LEGUEU).

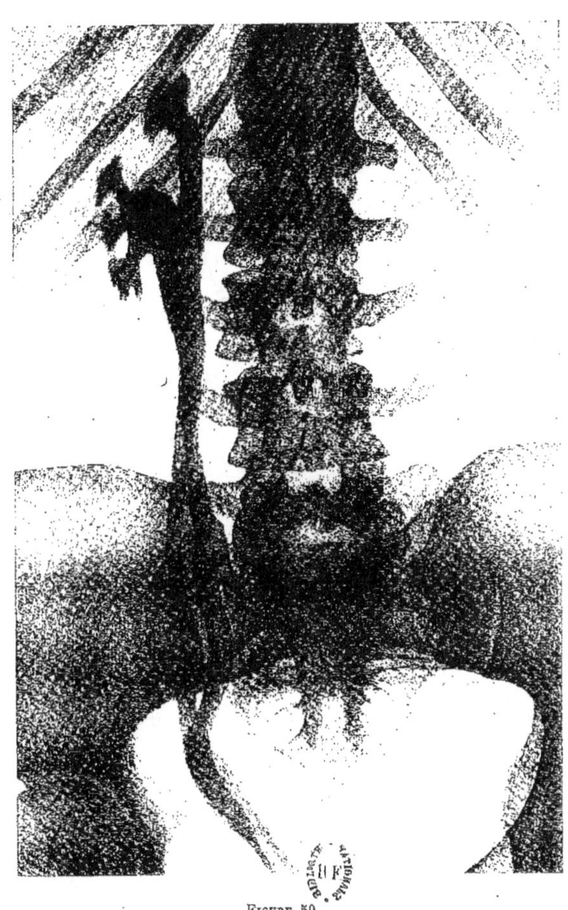

FIGURE 50.

Double uretère à gauche avec dilatation des deux bassinets et des deux uretères. Le bassinet inférieur
est le plus volumineux. Notez le double croisement des uretères dans le bassin et à la région
lombaire.

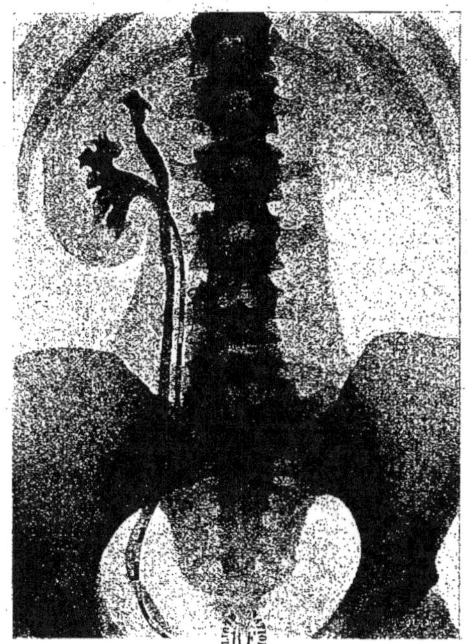

FIGURE 54.

Double uretère gauche. Chez cette petite malade le rein droit était tuberculeux ; le gauche également, mais j'ai découvert deux uretères à gauche et montré que le supérieur seul était tuberculeux. La pyélographie a fait voir que cet uretère ne répondait qu'à un calice. Le professeur Legueu a pu faire la néphrectomie partielle à gauche, puis la néphrectomie droite.

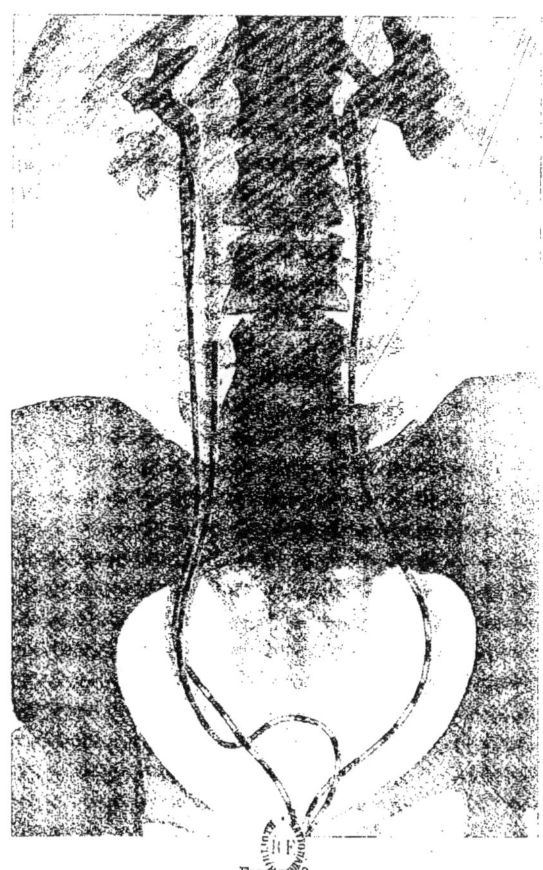

Figure 32.

Trois uretères cathétérisés sur le vivant. Les trois bassinets sont légèrement dilatés. A gauche, les deux uretères se croisent deux fois suivant la règle.

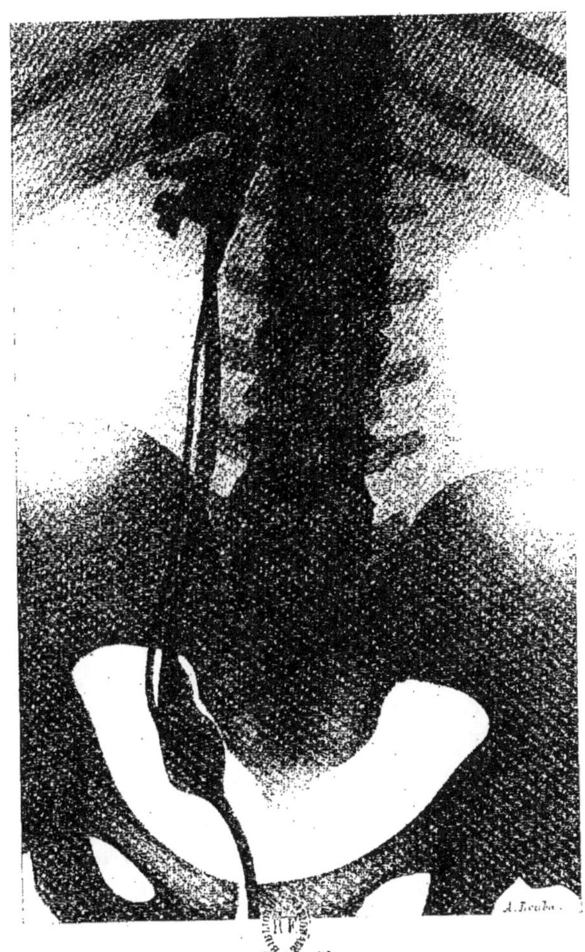

Figure 53.

Double uretère à gauche. Dilatation des deux bassinets et dilatation de tout l'uretère supérieur
qui présente un énorme fuseau pelvien.

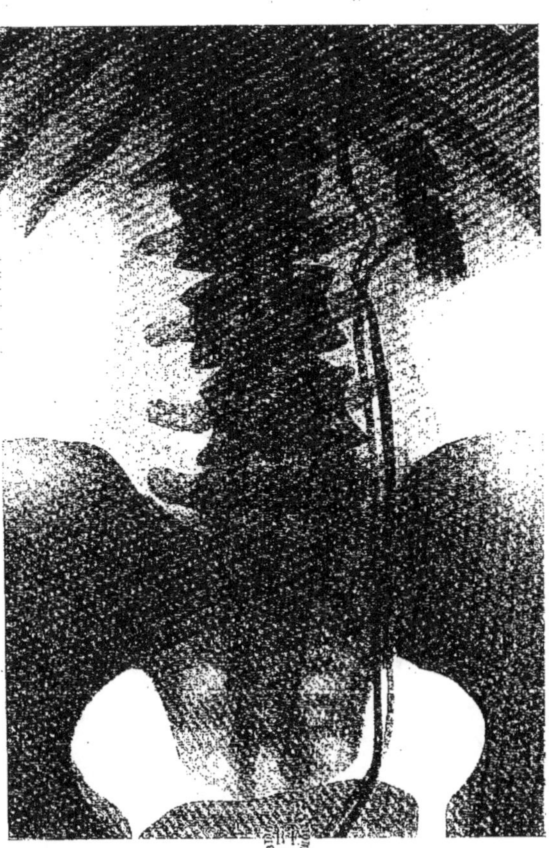

FIGURE 54.

Double uretère du côté droit avec dilatation des bassinets et uretères se croisant trois fois.

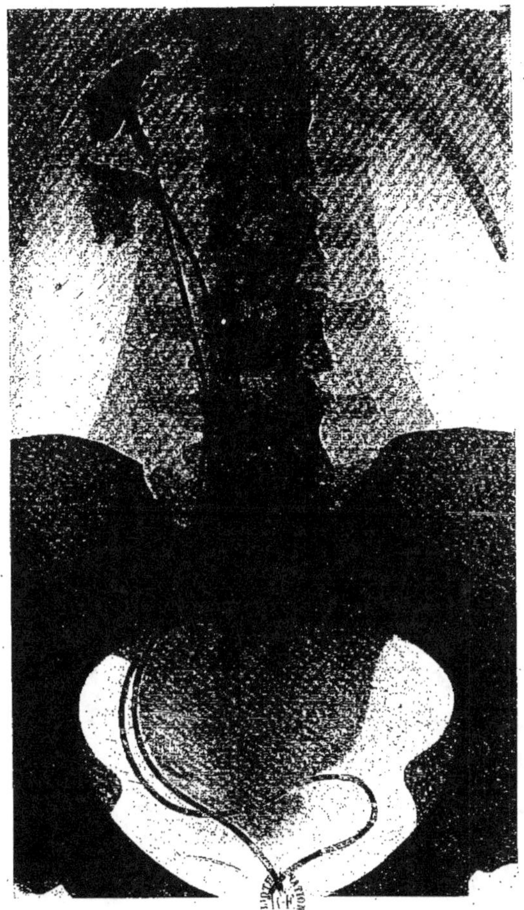

Figure 55.

Uretère double du côté gauche avec dilatation et déformation des deux bassinets. Double croisement des uretères.

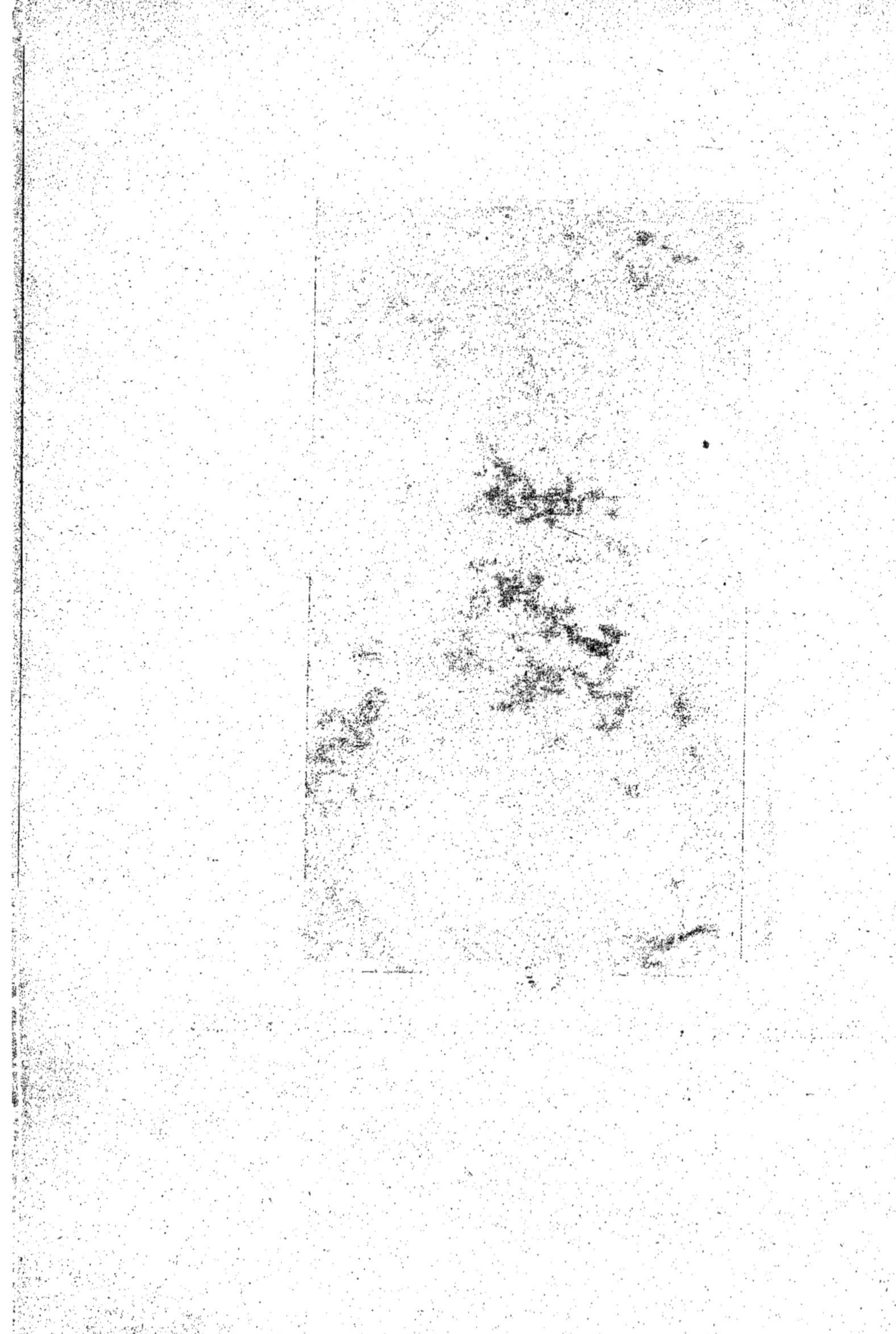

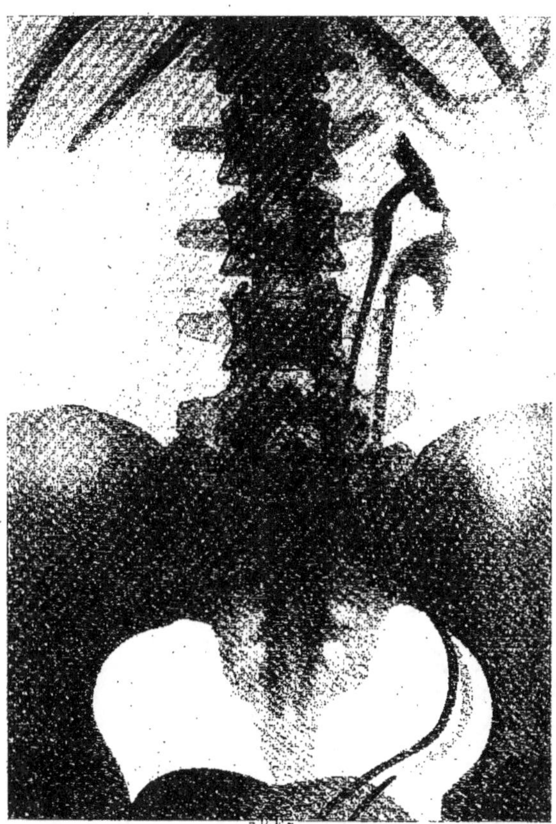

Figure 56.

Uretère double à droite. Il n'y a qu'un seul croisement des uretères dans le bassin.

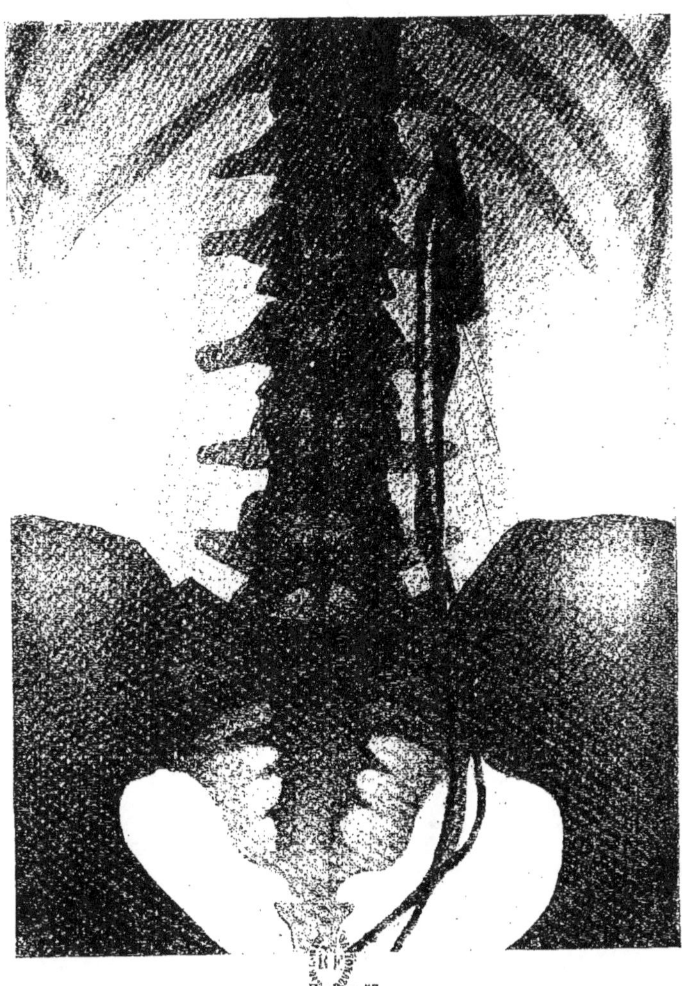

Figure 57.

Double uretère du côté droit. Douleurs violentes. Bassinets dilatés. La néphrectomie a montré un rein atrophié très petit, présentant une mince coque de parenchyme autour des calices. Il s'agissait d'une atrophie congénitale. Guérison (Papin).

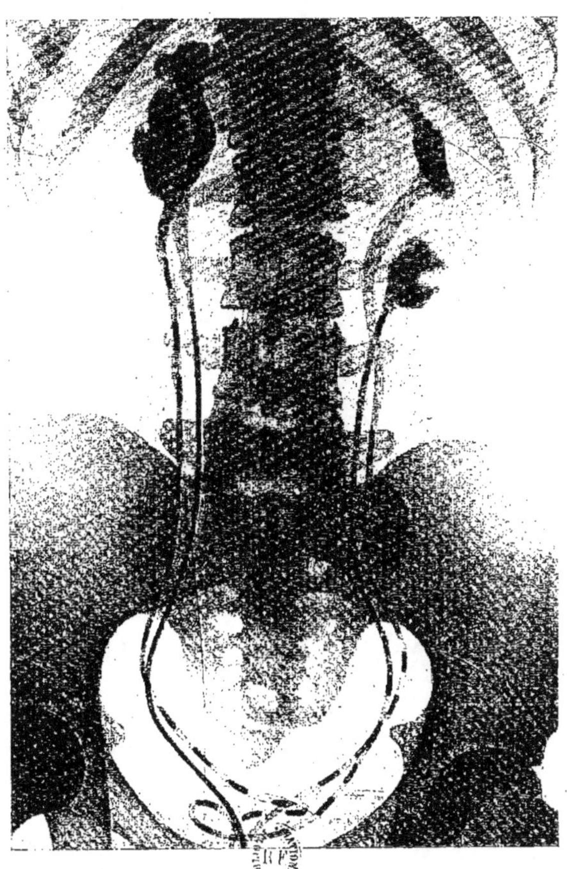

FIGURE 58.

Quatre uretères dans la vessie. Deux orifices de chaque côté. Les uretères se croisent deux fois suivant la règle. Douleurs bilatérales. Pas d'intervention. (Voir l'observation dans *Soc. fr. d'urologie*, 1920).

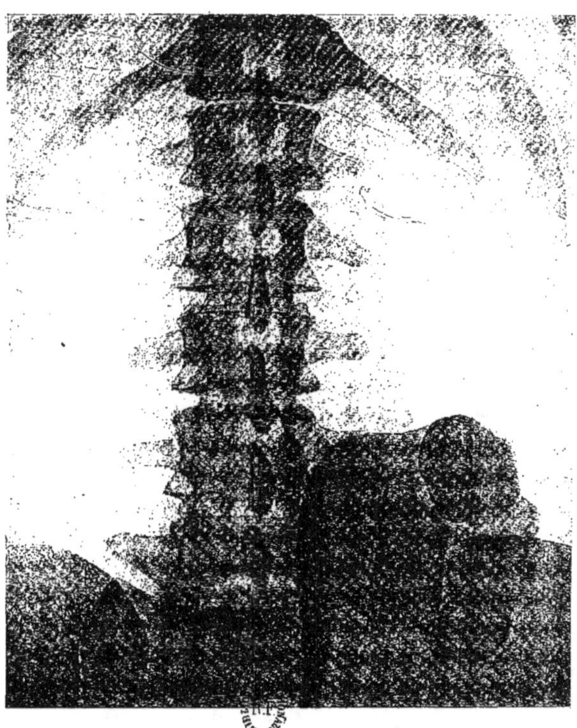

FIGURE 59.

Rein ectopique iliaque droit. Le rein repose en grande partie sur la fosse iliaque où il est fixé. Plusieurs crises extrêmement douloureuses avec énorme gonflement de la poche. Néphrectomie par voie lombaire. Guérison (PAPIN).

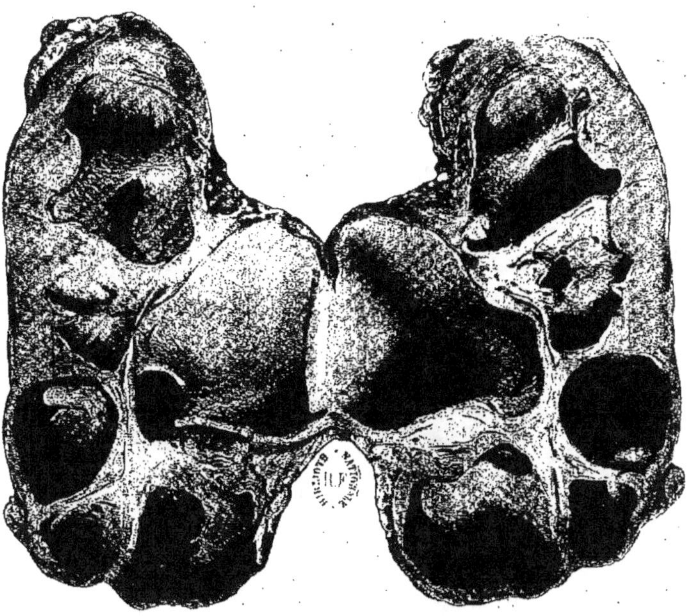

FIGURE 60.

Rein ectopique iliaque de la pyélographie précédente. Grosse hydronéphrose avec peu de parenchyme
restant. Nombreux vaisseaux anormaux. Guérison.

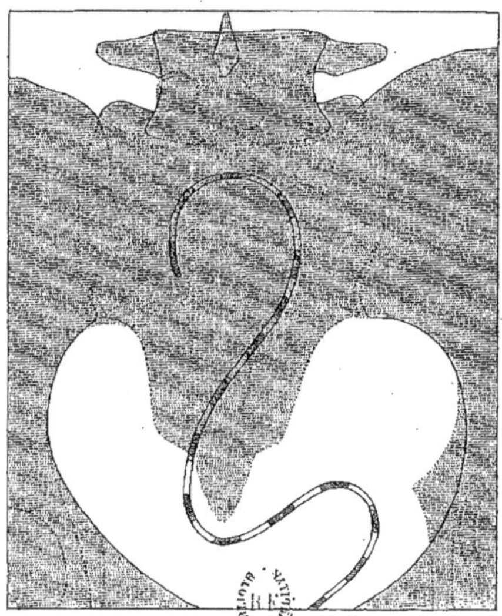

FIGURE 64.

Rein pelvien tuberculeux. Ce rein gauche échappa à une lombotomie exploratrice. La vessie n'ayant qu'une capacité infime. J'ai pu faire le cathétérisme avec un appareil de Mac Carthy. La sonde opaque fut obstruée par le pus et ne permit pas la pyélographie. Nephrectomie transpéritonéale par morcellement. Guérison (prof. LEGUEU).

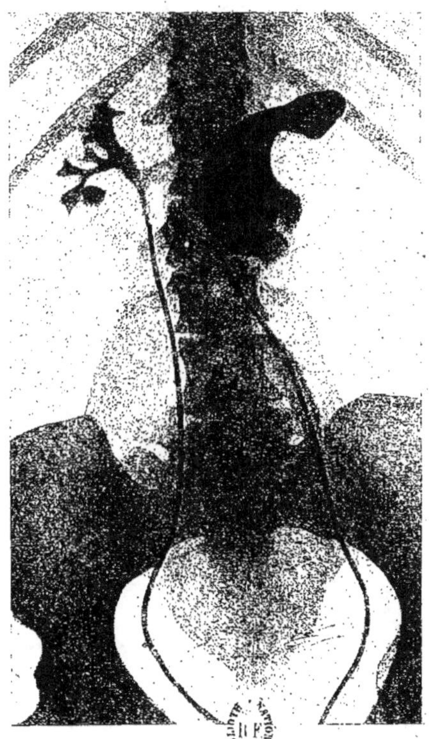

Rein en fer à cheval. Le bassinet gauche est presque normal, mais le droit, très dilaté, dépasse la ligne médiane. On sent une masse au-devant du rachis. La malade refusant toute intervention, il n'a pas pu y avoir de constatation anatomique.

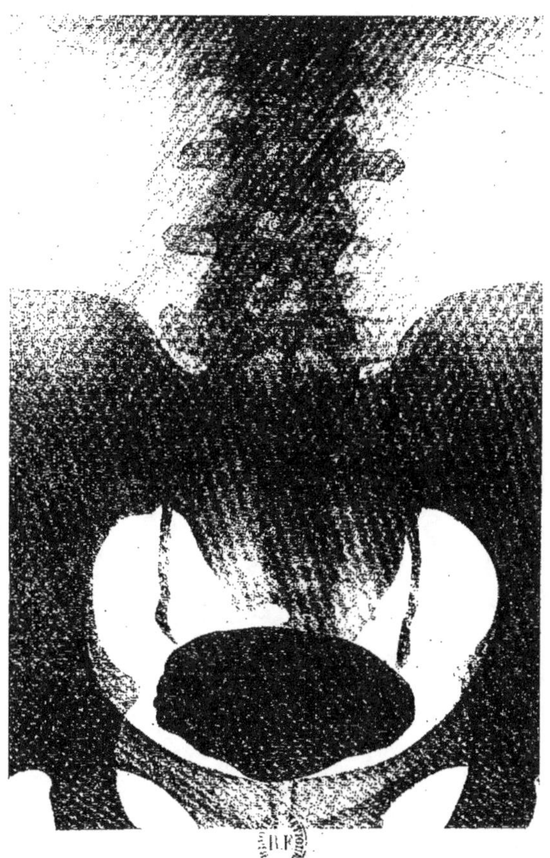

Figure 63.

Reflux dans les uretères du liquide contenu dans la vessie : les orifices urétéraux sont béants,
mais l'ascension du liquide ne dépasse pas la hauteur de l'aileron sacré.

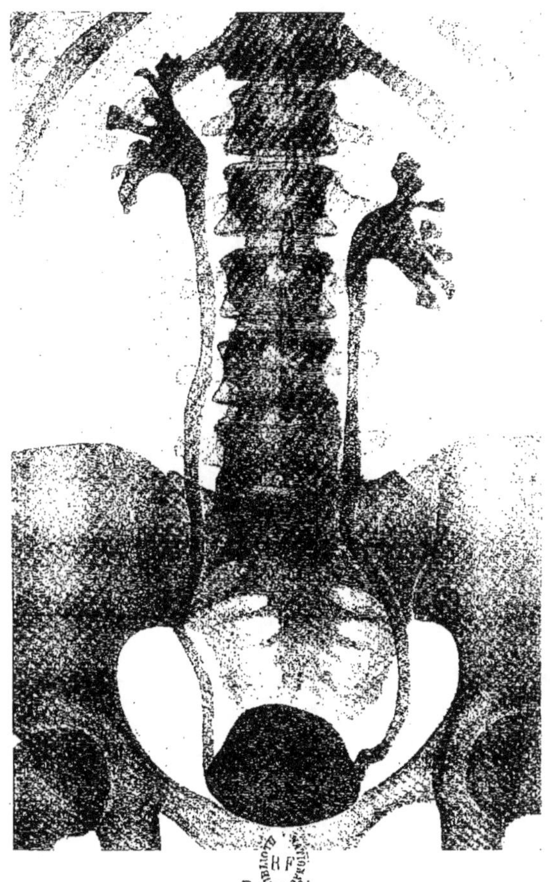

FIGURE 64.

Reflux du liquide vésical dans les uretères : dilatation des méats urétéraux : dilatation des uretères, dilatation très modérée des bassinets.

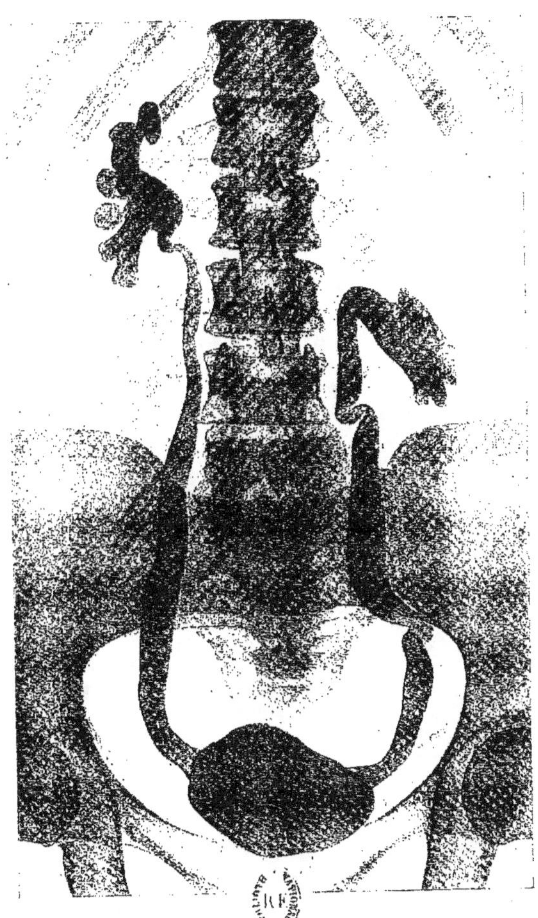

Figure 65.

Malade de 27 ans présentant deux orifices urétéraux très dilatés, une ascension du liquide vésical jusqu'aux bassinets avec distension assez marquée ; le rein droit est abaissé.

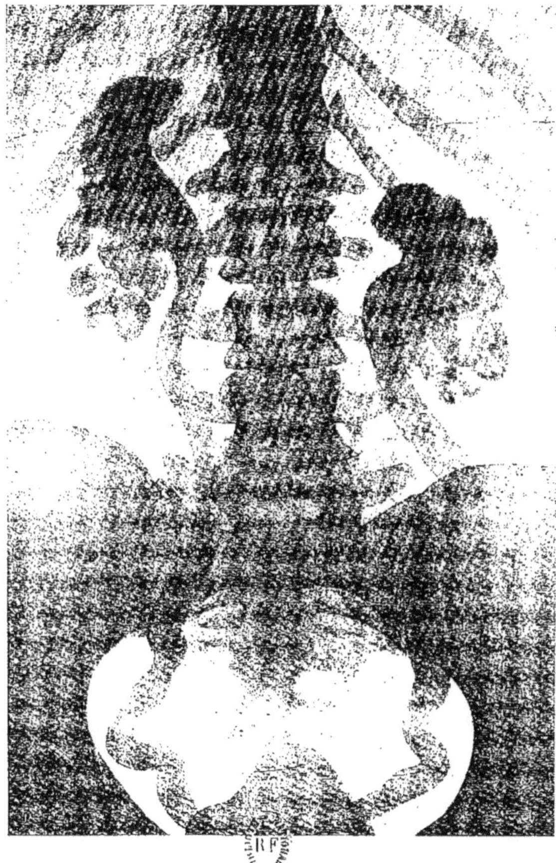

Figure 66.

Dilatation congénitale des orifices urétéraux : dans ce cas la dilatation était énorme. — Ascension du liquide opaque dans les deux uretères longs et tortueux et dans les deux bassinets qui sont énormément dilatés. En bas, la vessie n'est que peu dilatée.

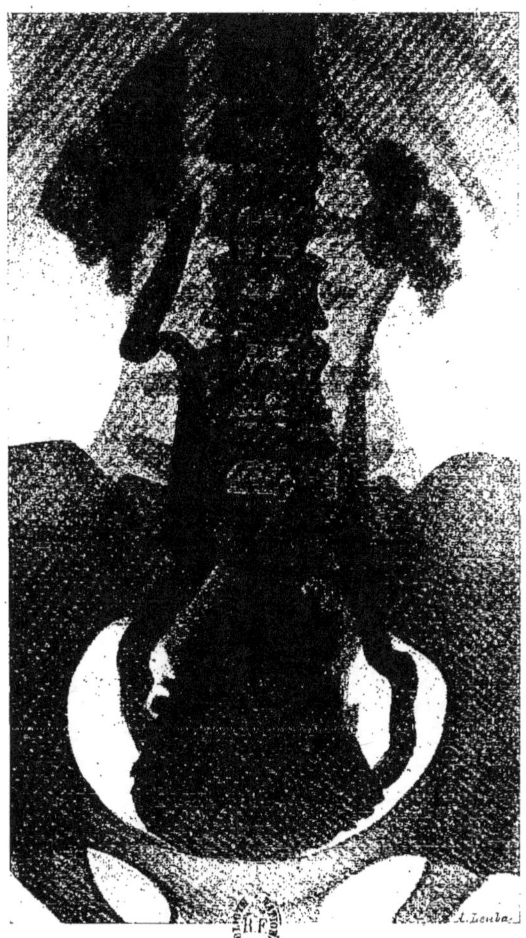

FIGURE 67.

Dilatation de l'appareil urinaire. Méga-véssie avec cellules multiples, gros uretères allongés et dilatés avec dilatation des bassinets correspondants plus marquée du côté gauche. Les méats urétéraux vus au cystoscope étaient énormes.

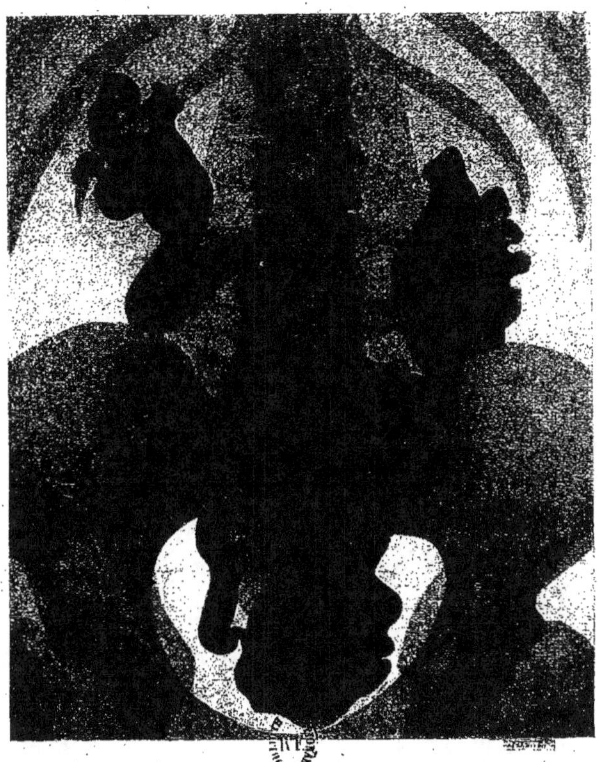

FIGURE 68.

Énorme dilatation des uretères et des bassinets : cette dilatation tout à fait remarquable chez ce sujet, avec méats uretéraux très dilatés, est de nature congénitale. Ce malade présentait en même temps un hypospadias, des hernies congénitales et un état mental infantile.

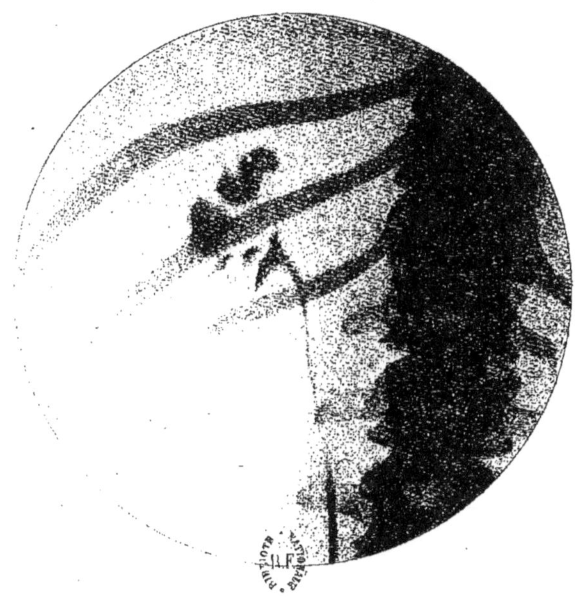

FIGURE 69.

Tuberculose rénale. — Le médium pyélographique s'est répandu de façon inégale dans
les anfractuosités du parenchyme rénal.

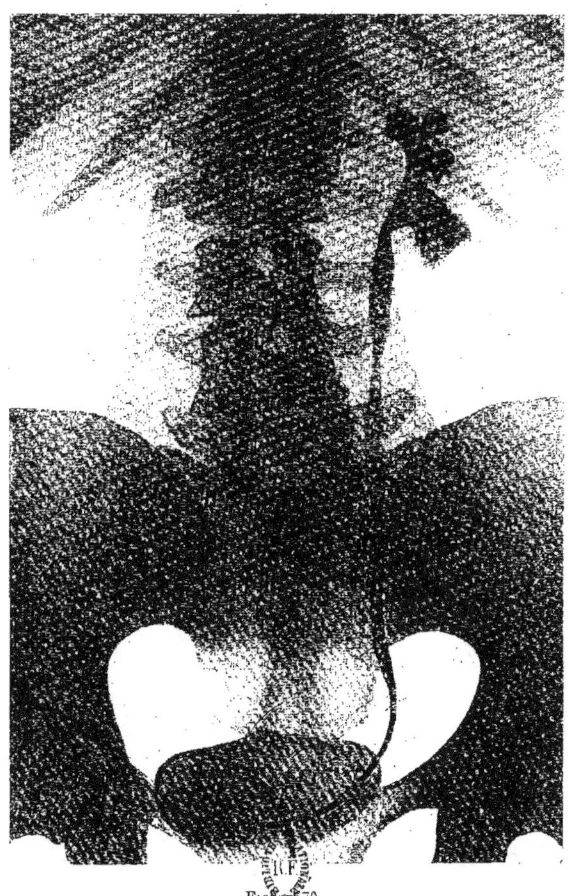

Figure 70.

Tuberculose rénale. — Calices dilatés à bords irréguliers et ulcérés.

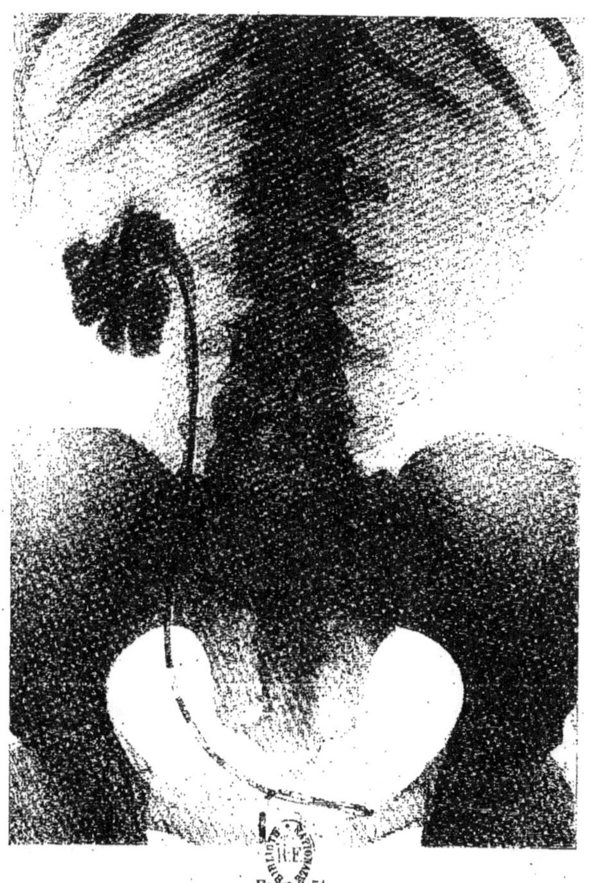

Figure 71.

Pyélographie dans une tuberculose rénale. La moitié inférieure du rein montre des excavations irrégulières de tuberculose ulcéreuse. La moitié supérieure du rein est obturée et n'a pas laissé passer le liquide opaque. On voit au contraire à ce niveau 3 poches claires.

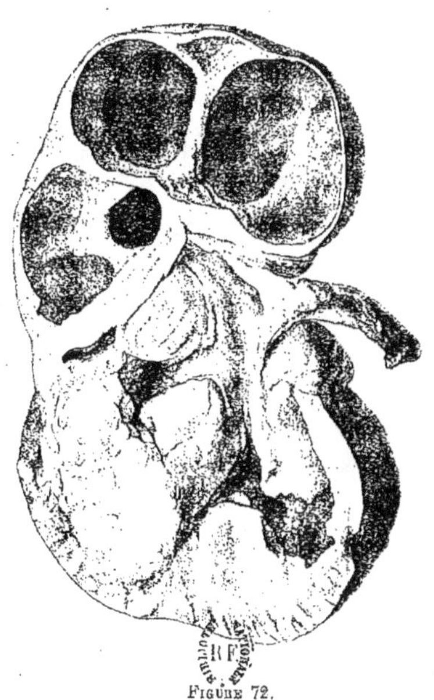

FIGURE 72.

Le rein tuberculeux enlevé a confirmé de façon éclatante le diagnostic anatomique posé par la pyélographie. La moitié inférieure ouverte présente une tuberculose ulcéro-caséeuse. La moitié supérieure présente trois poches claires.

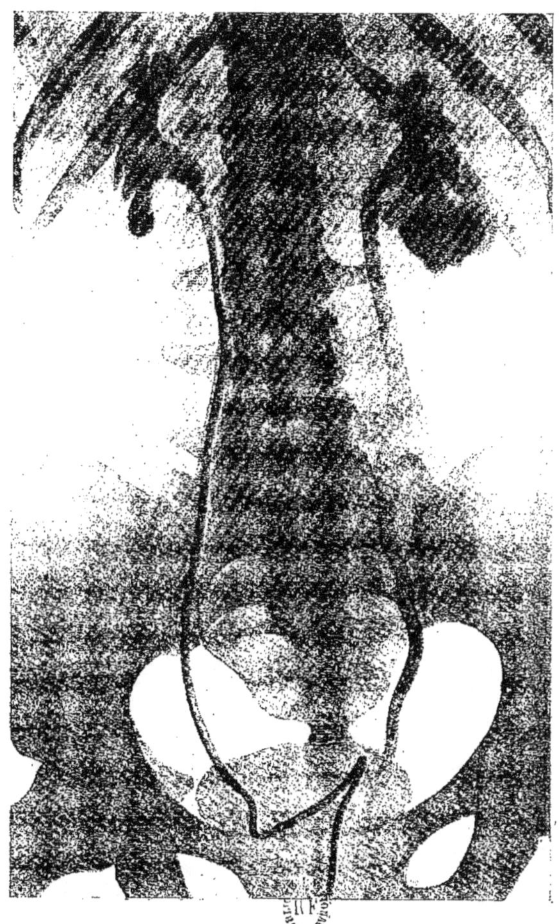

FIGURE 73.

Pyélographie bilatérale. — Infection des deux reins du type ascendant. A gauche ce n'est encore qu'une pyélite avec distension et quelques déformations des calices ; à droite, c'est une vraie pyonéphrose avec un gros abcès intra-parenchymateux en bas.

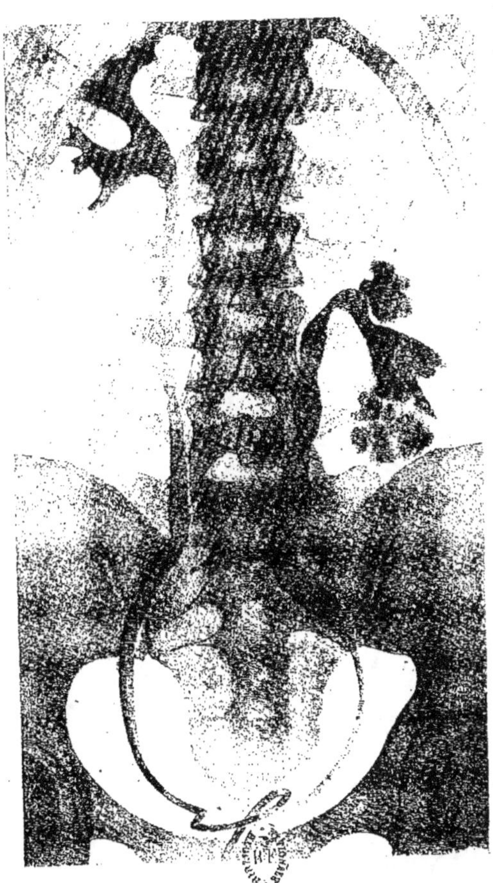

Double pyélographie : à droite, rein pyonéphrosé avec poches creusées dans le parenchyme, gros uretère : à gauche, dilatation du bassinet qui est infecté. Pas d'intervention.

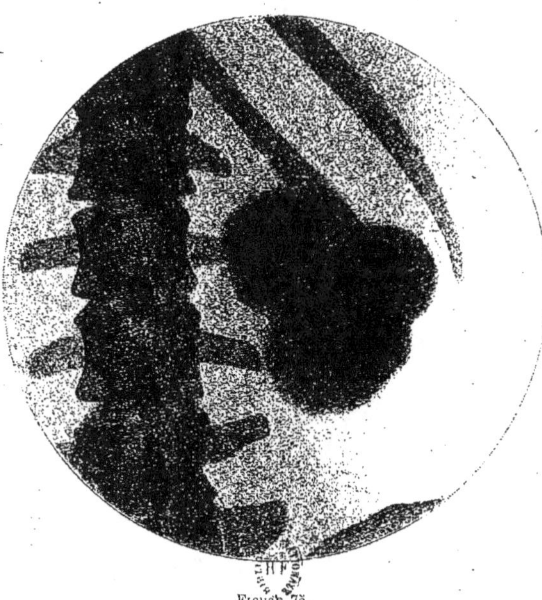

FIGURE 75.

Pyonéphrose ouverte. — Le cathétérisme donne de l'urine purulente. La pyélographie montre trois grosses poches qui appartiennent plus au parenchyme rénal qu'au bassinet. Néphrectomie primitive (PAPIN). Guérison sans drainage.

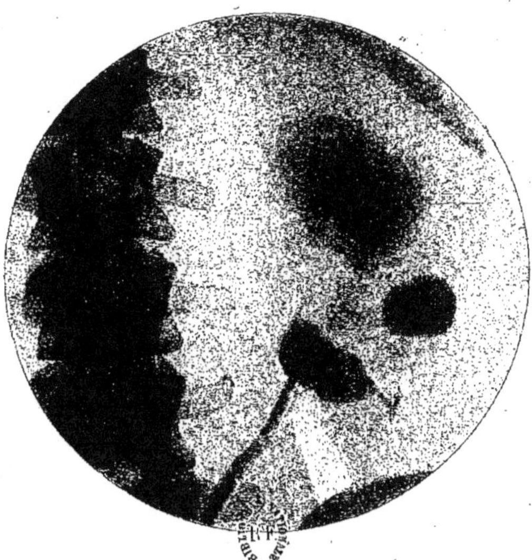

Figure 76.

Pyonéphrose droite. Trois grosses poches que réunissent des canaux anfractueux. Néphrectomie primitive. Guérison (Papin).

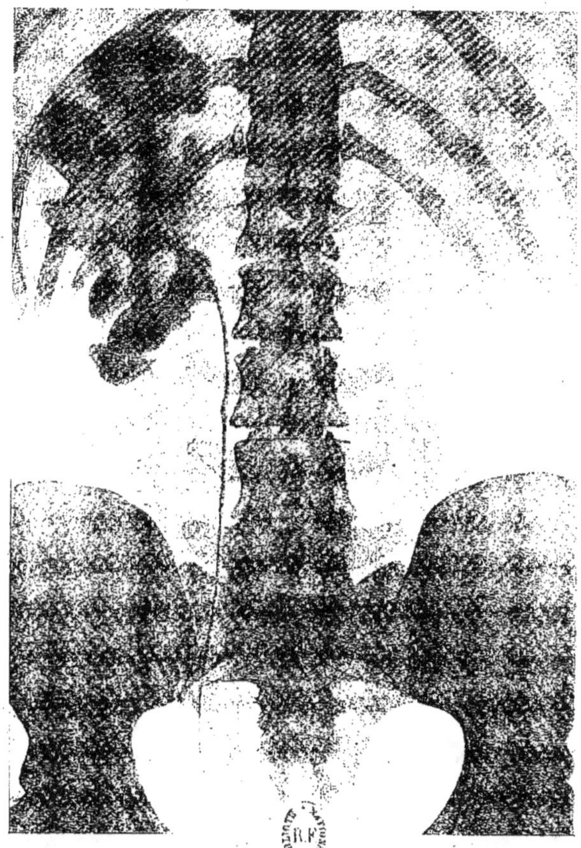

Figure 77.

Grosse pyonéphrose gauche : Il n'y a pas de dilatation de l'uretère : le parenchyme du rein est creusé de cavités où le bromure a pénétré en formant des taches sombres entourées de zones plus claires qui montrent que le pus s'est laissé infiltrer par cette substance.

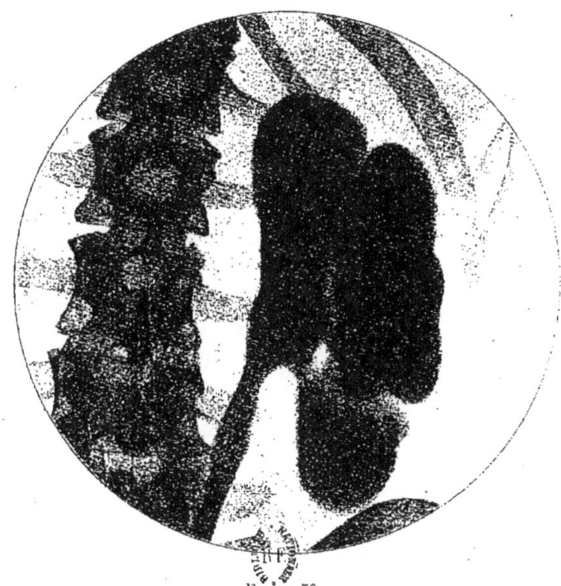

FIGURE 78.

Grosse pyonéphrose avec larges cavités et gros uretère largement ouvert : type d'infection ascendante.
Néphrostomie (prof. LEGUEU).

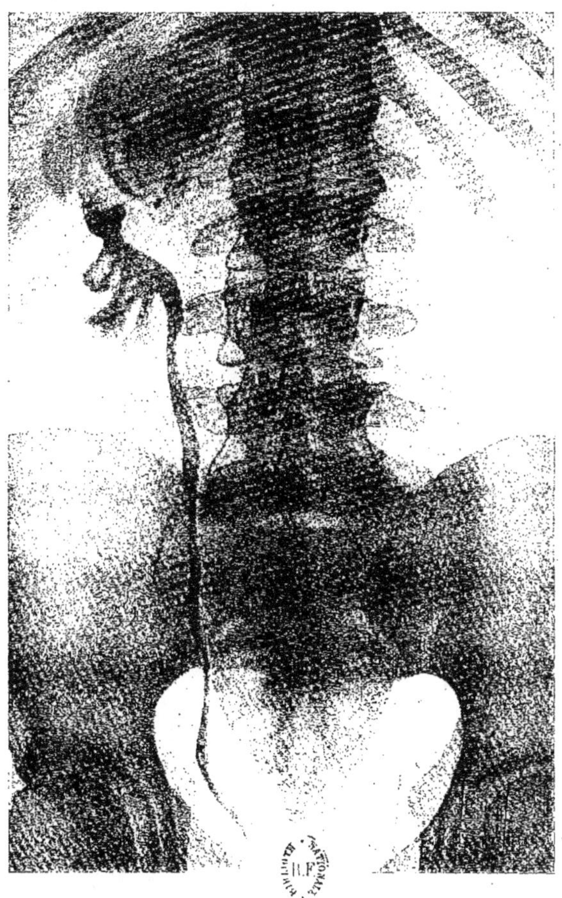

FIGURE 79.

Kyste hydatique du rein gauche qui communiquait avec le bassinet. Il a suffi d'injecter du collargol dans le bassinet pour remplir la poche, ce qui a permis de pratiquer facilement une opération
conservatrice (prof. LEGUEU).

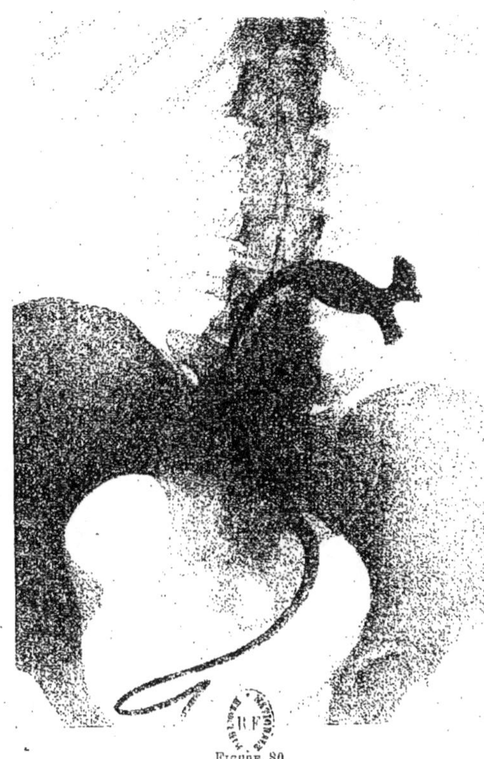

FIGURE 80.

Tumeur du rein droit. On voit le déplacement du bassinet devenu horizontal et la courbe de l'uretère refoulée par la tumeur au delà de la ligne médiane.

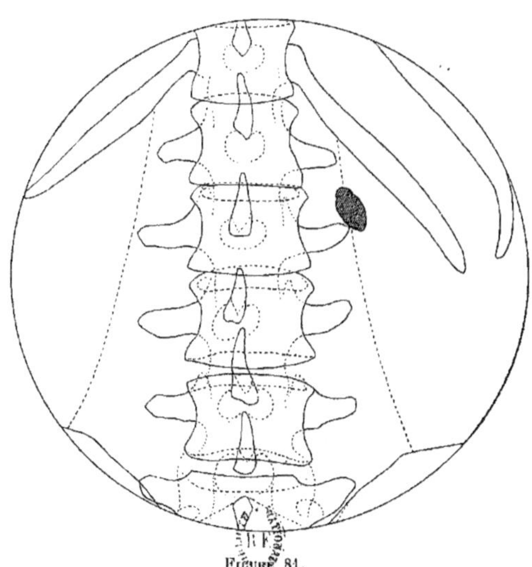

Petit calcul du bassinet. Par sa position, ce calcul peut être considéré comme situé dans le bassinet. Il répond à la deuxième costiforme lombaire, mais il pourrait également être logé dans un des grands calices.

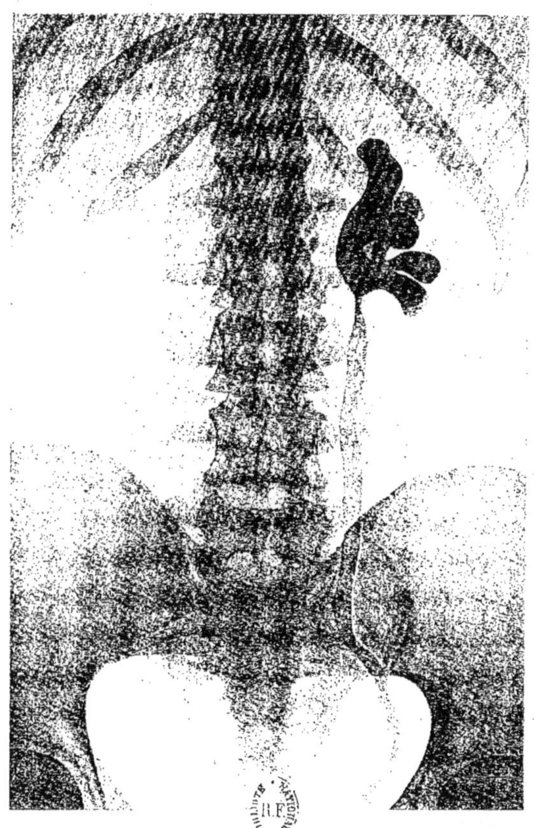

FIGURE 82.

La pyélographie pratiquée a donné un résultat extrêmement intéressant. Le calcul est situé dans le bassinet juste au-dessus d'un rétrécissement de l'uretère : le bassinet est ramifié en bouquet et les calices sont dilatés en forme de massue. Le calcul a été retiré très facilement par pyélotomie.

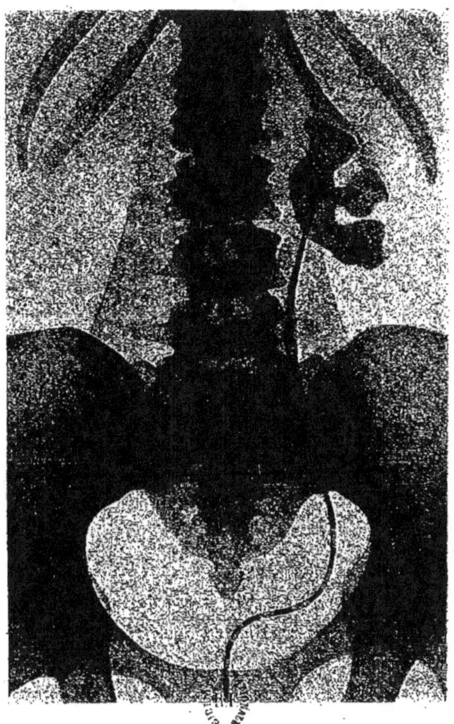

FIGURE 83.

Calculs du rein. — On a réuni sur cette figure deux radiographies prises successivement : la première montre une série de calculs dont la situation dans le rein ne peut être précisée ; la deuxième (pyélographie) montre que tous ces calculs sont contenus dans le bassinet et dans les calices : ils ont tous été enlevés par pyélotomie (prof. LEGUEU).

A. MALOINE & FILS, ÉDITEURS

27, RUE DE L'ÉCOLE-DE-MÉDECINE, PARIS (6ᵉ)

G. MARION

Professeur agrégé à la Faculté de Médecine de Paris
Chirurgien de l'hôpital Lariboisière.

❖

Technique Chirurgicale

5ᵉ ÉDITION, 1921

1327 figures dans le texte ———————
——————— *53 planches en couleurs hors texte*

❖

2 volumes grand in-8⁰ . . . . **90** fr.
Reliés toile anglaise en 1 volume . . . . **100** fr.
   —   —   en 2 volumes (envois par poste) . . **110** fr.
Relié 1/2 maroquin 1 volume . . . . **105** fr.
   —   —   2 volumes . . . . **120** fr.

❖

Cette nouvelle édition a été complètement revue, complétée, et mise au courant des derniers progrès de la Chirurgie. C'est l'ouvrage le plus complet et le plus illustré existant à l'heure actuelle en chirurgie.

❖ ❖ ❖

A. MALOINE & FILS, ÉDITEURS

27, RUE DE L'ÉCOLE-DE-MÉDECINE, PARIS (6°)